60歳からはじめる健康法

日本足心療術アカデミー院長
福田雅秀
Masahide Fukuda

太もも・ふくらはぎを足で踏むと不思議なほど元気になる

お釈迦様が教えた慈悲の療法

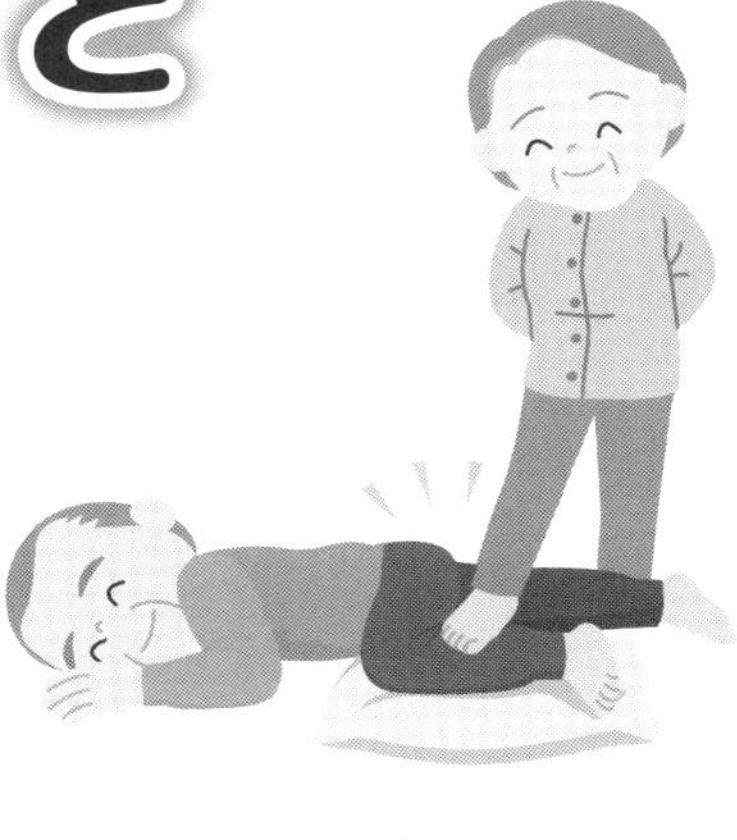

コスモ21

カバーデザイン◆中村　聡
カバー&本文イラスト◆宮下やす子

はじめに

私は足を使って体を踏むことで多くの患者さんを治療してきました。足の裏を相手の体に押し当て、軽く体重をかけて押したり揉《も》んだりします。私はこの健康法を「足心《そくしん》健康法」と呼んでいます。

でも、すでに手で揉む健康法があるのだから、何も足を使わなくてもいいではないかと思いますか。

マッサージや指圧といえば、手の指や手のひらを使って押したり揉みほぐしたりするものと思われています。たしかにそれでもある程度の効果は得られます。普通はしばらくするとまた元に戻りますが、マッサージはそんなものだとあきらめている人も多いでしょう。

足心健康法のほぐしを受けたら、そのような思いは一変します。

相手の体を足で踏むというと、昔から「足蹴《あしげ》にする」という言葉もあって、相手をぞんざいに扱うとか、酷い扱いをするというイメージをもたれるかもしれません。

しかし、じつはあのお釈迦様が、健康のためにお互いの体を足で踏んでマッサージする健康法を弟子たちに教えておられました。足蹴にするどころか、足で踏んであげることで大切な相手の健康を守ってあげることは慈悲の心に通じると考えておられたのです。インドの一部では、今でも民間療法として継承されています。

手ではなく足を使うメリットは何でしょうか。最大のメリットは、手よりも足のほうが大きな力を加えやすいことと、手の場合は主に手の指先を体に当てますが、足の場合は足裏全体を体に当てるので接触面積が何倍も大きく、相手の体に負担が少ないことです。痛みをあまり感じないので、広い範囲を無理なくほぐすこともできます。

それだけではありません。手の指で押し続けると、揉む側の手にかかる負担が大きくなって、長い時間続けるのはたいへんです。しかし、足裏を使うと楽に力を伝えられるので、揉む側の負担はかなり減ります。

もうひとつ、足で踏む健康法の大きな特徴は、大切な相手のために施す健康法であることです。これまでの健康法の多くが、自分で自分の体に実践すれば健康になれるものであることと大きく異なります。まさしく、お釈迦様の教えた慈悲の健康法なのです。

ご夫婦ならば、ご主人が奥さんの体を、奥さんがご主人の体を足で踏んでマッサージしてあげることができます。とくに家庭で行なうときは、太ももとふくらはぎを中心に下半身を踏んであげるだけでも不思議なほど元気になります。

それだけではありません。足を動かすことによって、ほぐす側の人も健康にしてくれます。手で揉むマッサージが揉む側に一方的に負担をかけるのとは対照的です。

「肩こりや腰痛などは簡単には治らないもの」「施術《せじゅつ》は手で行なうもの」などという〝常識〟や〝思い込み〟を取り払ってください。本書を一読していただければ、まさに「眼から鱗が落ちる」はずです。

そして、足心健康法を通して、あなたやあなたの大切な人が長年悩んできた、こりや痛みなどが解消され、苦しんできた病気が少しでも改善へと向かう助けになれば望外の喜びです。

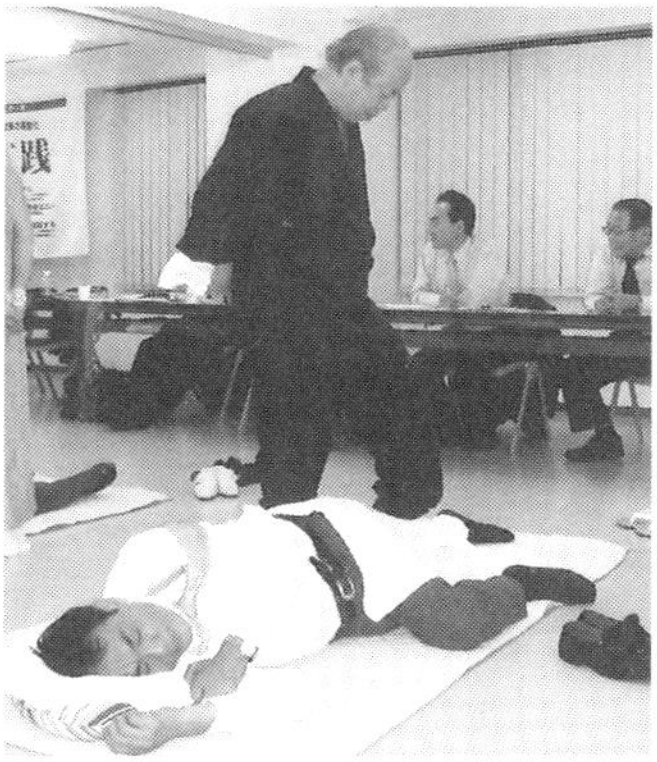

軽く体重をかけて踏むだけ

もくじ◎太もも・ふくらはぎを足で踏むと不思議なほど元気になる

2章　誰でも簡単にできる「足心健康法」

3章 「足心健康法」6大効果

4章 もっと実践！「足心健康法」

1章

絶大効果！
足で踏む健康法

(1)手で揉《も》むより足で踏んだほうが体にいい

☆硬くなった筋肉は足で踏むのがいちばん

デスクワークなどで同じ姿勢のままでいると、筋肉が硬くなり疲れてきます。自然に背筋を伸ばしたり背伸びをしたりして、体をほぐすことがあると思います。これは、無意識にストレッチをしているようなものです。

ストレッチは筋肉を引っぱって伸ばすことにより、筋肉をやわらかくし、関節の動きをスムーズにします。スポーツ選手ならば、けがの防止と疲れを残さないために試合の前後に行なうのは常識です。

筋肉があまり硬くなりすぎると、背伸びをするくらいではほぐれませんし、ストレッチでも思うように改善しません。そんなときは、スポーツ選手でなくても、指圧やマッサージをしてもらいたくなるでしょう。

できるなら、専門家に施術してもらうのがいいでしょうが、広い範囲の筋肉を伸ばすために手で揉《も》みほぐすのは専門家でも簡単ではありません。時間もけっこうかかりますから、揉む側の体にかかる負担はかなり大きくなります。

ましてや、家庭などで揉んでもらうとしたら、揉む側は手の指が痛くなるし、面倒なので避けたくなるでしょう。

こんなときは手ではなく足で踏むのがいちばんです。揉む側はほとんど負担を感じずに相手の筋肉を広い範囲にわたって引き延ばすことができます。たとえプロではなくても、硬くなった筋肉を揉みほぐしてあげられるのが足で踏む健康法なのです。

揉まれた側は筋肉がほぐれて体が軽くなり、だるさや疲れが取れて、何ともいえない爽快な気分になります。しかも踏む側の足裏が刺激されるので、踏む側の健康にもプラスになります。

揉まれる側も揉む側もいっしょに健康になるというのが、足で踏む足心健康法の大きな利点です。

☆筋肉を広く深く力強く揉むのに最適

肩や首のこり、腰痛や膝痛の原因はさまざまあります。関節や骨の異常によって起こることもありますし、内臓の病気が関係していることも珍しくありません。しかし、ほとんどの場合は筋肉に問題があります。

長時間にわたって体の緊張が続いたり、ストレスにずっとさらされていたり、運動不足が続いたりすると、筋肉は硬くなります。すると、筋肉の中の血管が圧迫されるため血行が悪くなり、栄養や酸素が不足して筋肉はエネルギー不足になります。筋肉の活動で発生した代謝物や老廃物は血液中に回収されにくく、筋肉内部に溜まります。

この状態が続くと、ますます筋肉が硬くなり、血流はさらに悪くなります。こりや痛みを感じるのは、その自覚症状です。それらを改善するには、まず硬くなった筋肉をほぐさなければなりません。

私たちの体には、じつにさまざまな種類の筋肉が付いています。手で触ると感じられるような皮膚に近いところだけでなく、皮膚から深いところにも付いています。それがいわゆるインナーマッスルです。

たとえば肩こりは、肩の皮膚近くにある筋肉だけでなく、深くにある筋肉も、さらに肩付近だけでなく首から背中にかけての筋肉も広範囲にわたって硬くなっています。ですから、ひどい肩こりほど、その付近を手で揉んでもらえばいいというものではないのです。

また、深いところまで筋肉が硬くなっている場合は、さらに強い力を加えて揉まなければなりません。

つまり、肩こりを取る基本は「広く」「深く」「力強く」揉んであげることなのです。それを手の力だけでやるのは、揉む側の負担が大きく、プロでも大変なことです。

東京の両国には力士のための診療所があります。そこには西洋医学の医師や鍼灸師などがいますが、私も呼ばれて力士たちの治療にあたっていました。

彼らは巨漢がゆえに、やはりどうしても腰や膝に普通の人の何倍もの負担がかかります。しかも格闘技ですから、打ちつけたり、ひねったりすることも日常茶飯事です。

診療所に出向くと、いつも大勢の力士たちが待っていました。

力士たちの腕や足はまるで丸太のようで、筋肉も大きく分厚い。しかも、筋肉をほぐそうと思っても、その上に付いた脂肪の量が尋常ではありません。

そんな力士の体を手を使ったマッサージや指圧で十分に揉みほぐすことは、おそらくできないでしょう。それでも1日に何人もの力士を揉みほぐしていたら、ほぐす側が体を壊してしまいます。

その点、足心健康法ならば、相手が力士のような人でも少し自分の体重をかければ簡単に強く踏むことができます。

力士ほど大きな人はそうはいませんが、筋肉を広く深く力強く揉むには、やはり、足で踏むほうがいいのです。手よりはるかに大きな力を、より広い範囲にわたって、より深くまで加えることができるからです。

指で狭い範囲を鋭く押すのとは違い、ゆるやかにやさしく包み込むようにじっくりと力を加えることもできます。その分、揉まれる側は硬くなった筋肉を押されるときの痛みが少ないので、揉まれていてとても気持ちがいいのです。

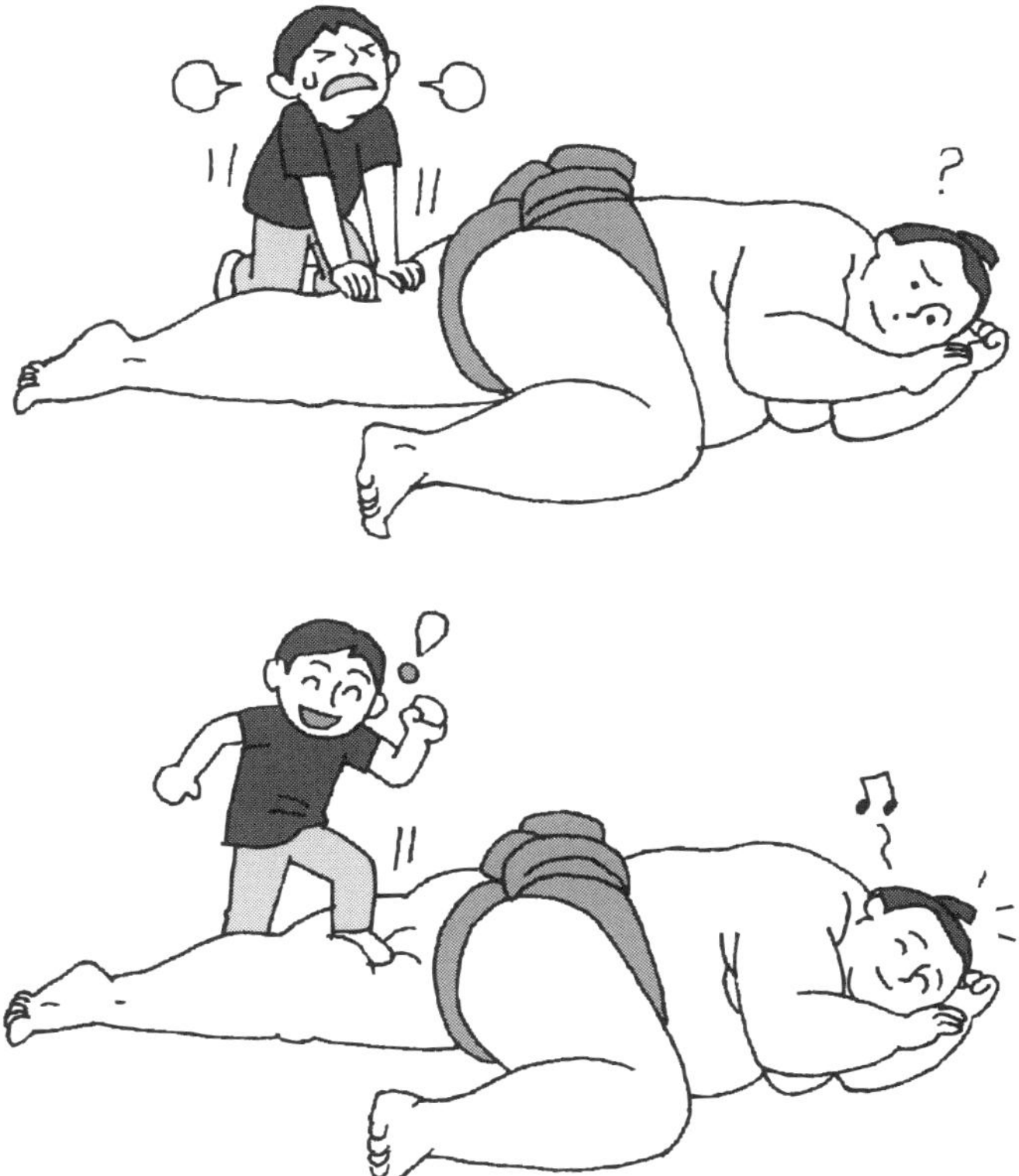

☆足で踏むほうが血行促進効果が高い

手より足で踏むほうが、奥深くにある筋肉を揉みほぐすことができるとお話ししましたが、それは血管についてもいえます。

私たちの体の血管は地球2周半ほどの長さがあるといわれます。なかでも重要な役割を担っている動脈は、外部からの衝撃をできるだけ受けないように、皮膚から深いところを通っています。

その動脈の血行をよくするために、付近にある筋肉を手で揉むのは大変です。やはり、足で踏むほうが血行促進に効果的なのです。

血管を1本のゴムホースだと考えてみてください。ホースが詰まって流れにくくなってきたらどうしますか。ホースの途中を軽く押して水を少しせき止め、そのあとさっと放すと、水は勢いを得て力強く流れていきます。それによってホースの内壁に溜まっていた障害物も取り除かれ、水の流れがスムーズになるでしょう。

ホースを押さえるのは手でやることもできますが、ホースの管が硬いとか水圧が高いと簡単ではありません。それより足でホースを踏むほうが簡単です。

とくに奥深くにある動脈の血行促進のために、手より足を使ったほうが効果的なのも同じことです。

私たちの体の中には血管だけでなくリンパ管も張り巡らされています。その中を流れているリンパ液は細菌や毒素を取り除く働きをしています。このリンパ液も、筋肉が硬くなると滞りがちになります。しかもリンパ液は、血液のように心臓というポンプをもっていませんから、ますます流れが滞りがちになるのです。

そのリンパ液が集まるリンパ節は主に脇の下や足の付け根に集中しています。ですから、足の付け根を揉みほぐすといいのですが、ここは手で触るだけでもくすぐったいですし、とてもデリケートな部分です。

そこで、ここを揉みほぐしてリンパ液の循環をよくするには、手で触れるより足で踏むほうが適しています。

☆揉む側が負担を感じない

手で揉むマッサージや指圧では、体重全体を手にかけるように揉みなさいと指導されます。それだけ手の指に負担がかかりますし、体力も使うので疲れます。そのためか、マッサージ師や指圧師のなかには体の不調を抱えている人が少なくありません。

それでもプロですから、まだ辛抱できるかもしれませんが、一般の人には大変でしょう。たとえ大切な家族であっても、毎日マッサージや指圧をしてあげようという気にはなりにくいと思います。無理をしてやっていると、揉む側の心身にストレスが溜まりますし、揉む効果もそれほど期待できないでしょう。

足で踏む場合はそれほど疲れませんし、揉む側の健康効果まで期待できるのです。

詳しい方法は後ほど紹介しますが、足心健康法では足で相手の体を踏むというより相手の体に片方の足を軽く乗せるといった感じにします。そして、もう片方の足でリズムをとるように体を軽く上下させます。これを10分ほどやるだけで、手で30分やるくらいの効果が期待できます。

足で踏む人にとってこの10分は、散歩10分に相当するか、それよりも楽だと思います。これなら揉む側はほとんど疲れませんし、かえっていい運動になります。

たとえば、あなたが女性で、食事を終えたご主人がよく居間で横になってテレビを見ているとしたら、そばに立ってあなたもテレビを見ながら踏んであげるといいと思います。おしゃべりをしながらでもかまいません。10分や20分はあっという間にすぎてしまいますし、〝～ながら〟できるので継続しやすいでしょう。

ある調査報告によると、1日の夫婦の会話時間が15分以下と答えた主婦の割合は25パーセントにも及ぶといいます。そうしたご夫婦でも、足心健康法ならば負担を感じないで気軽にできます。揉まれる側はもちろん、揉む側も心身がリラックスしてきて気持ちよくふれ合えるので、会話のきっかけにもなるでしょう。

私は今年で76歳になりますが、2時間くらいのコースなら途中で休憩を挟むことはありません。この年齢になっても疲れが翌日まで残ったり、体のどこかを痛めたりすることはほとんどありませんし、楽しく会話しながら治療に当たっています。

☆ウォーキング効果、青竹踏み効果も期待できる

体力が落ちてきたなと感じるときはありますか。なかには「運動をしてください」とお医者さんから指導されている方もいるかもしれません。運動不足は生活習慣病を引き起こす原因のひとつです。

とはいっても、忙しい毎日を送っている人にとって運動する時間を見つけることは難しいですし、2、3度やってはみても続けることは簡単ではありません。

しかも中高年になると足腰が弱ってきて激しい運動はできませんから、運動の種類も限られてきます。そこで、お医者さんなどがよく勧めるのがウォーキングです。ウォーキングは特別な道具や経験がなくても、体に負担がかからず、いつでもどこでもできるからです。

足心健康法は足で踏むことが基本動作です。まったく同じではありませんが、その場で足踏みをしているわけですから、ウォーキングのような効果をもたらします。

しかも、普通のウォーキングですと、雨降りの日や寒い冬の日はお勧めできません が、足で踏むウォーキングならば、部屋の中でできるので、天候の影響を受けずに行なうことができます。ウォーキング効果で健康になりながら、相手の健康のためにもなるのです。

ちなみに、ウォーキングよりジョギングが体にいいと思われる方もいるかもしれません。一時期ジョギングが世界的なブームになり、当時ジミー・カーター米大統領がジョギングを日課にしていることでも話題になりました。ところが、ジョギングの提唱者であるジム・フィックス氏が、なんと52歳という若さでジョギング中に心筋梗塞を起こして亡くなりました。このことだけでジョギングを否定はできませんが、とくに高齢期に入ったら、ジョギングよりもウォーキングのほうがよさそうです。

足心健康法の話に戻りますが、相手の体を足で踏む場合、とくに足の裏の土踏まずの部分をよく使います。詳しくは後ほど説明するとして、それは青竹踏みをするのと似ています。

青竹踏みは縦に半分に割った竹を床に置き、それを足の裏で踏む健康法で、日本では古くから行なわれてきました。土踏まずを刺激することで、全身の血行がよくなり、健康にいいことは昔からよく知られていたのでしょう。殿様がこの青竹踏みに励んでいるシーンも時代劇ではお馴染みです。

足心健康法では相手の健康のために足で踏んでいると、青竹踏みと同じような健康効果が自然に得られるのです。この点でも、足心健康法は揉む側の健康にいいのです。

足の裏の健康法というと、すぐ思い浮かぶのはリフレクソロジーともいわれる足裏健康法でしょう。足の裏をいくつかに区分けし、それぞれの部分（反射区）と体の各部位がつながっていると考えて、体調不良や病気に関係する部分を中心に揉むことで改善させます。

足心健康法の目的の中心は、相手の健康のために自分の足の裏で相手の体を踏むことですが、同時に自分の足の裏が刺激されます。結果として、揉む側はリフレクソロジー的な効果を得ることになるのです。私が長年、足心健康法で人の体を揉みほぐしてきて、後期高齢者になった今も健康でいられるのは、足心健康法で足の裏が刺激されていることもあるからだと実感しています。

このような例は私だけではありません。足心健康法を始めて40年近くになり、初期のころに弟子になった人たちは高齢になりました。ところが、ほとんどの人が元気に生活しています。

Mさん（女性・71歳）もそのひとりです。当初は、腰痛持ちのご主人のためにと足心健康法を学んでいました。Mさん自身は高血圧の持病があり、ときどき膝痛も起こっていました。月に1度は降圧剤をもらうために通院していました。

それでも1週間に3、4回は、足で踏んでご主人をほぐしてあげていたのです。ご主人の腰の状態はだんだんよくなっていきました。それとともにMさんの血圧も下がってきたのです。今では通院はしていませんし、薬も飲んでいません。さらに、気がついたら膝の痛みも出ないようになっていました。

ご主人をほぐしていたことが、彼女の健康にもプラスになっていたのです。足を常に動かすことで全身の血流がよくなり、血圧が低下したのでしょう。同時に膝周辺の筋肉が鍛えられ、関節の機能が回復したことで膝痛も軽減されたのでしょう。足心健康法では、相手をほぐしているうちに、自分も元気になっている人がたくさんいます。

☆力の弱い高齢者や女性でもしっかり揉める

足で踏む健康法は、揉む側の負担が少ないとお話ししましたが、これは女性や高齢の方でも大切な相手を無理なく揉んであげられるということです。

あなたが女性でご夫婦ならば、ご主人のためにマッサージをしてあげようとしても、「いいよ、どうせ女の力では物足りないよ」と言われるかもしれません。

巷に増えているクイックマッサージ店などには、数多くの女性がマッサージ師として勤めています。筋肉がカチカチに硬くなってひどいこりを抱えている人や、大柄で屈強な体の人は、どうしても強く揉んでほしいと思うため、担当が女性だとわかると、「男性に変えてほしい」と言うことも珍しくありません。

たしかにマッサージや指圧など手で揉む場合、男性のほうが強い力を使えます。女性の手だとそれほど力が入りませんし、無理をすると手の指を痛めます。

しかも、筋肉が硬くなっているほど揉みほぐす時間が長くかかります。治療院でも最低30分くらいはかかります。全身の筋肉を揉みほぐそうと思ったら、もっと時間がかかるでしょう。プロとはいえ、治療側の体にかかる負担はかなり大きいのです。

ですから、一般家庭で女性が男性の体を30分、１時間とかけて手で揉むことは、簡単なことではないのです。

足で踏む足心健康法は違います。力のない女性や高齢者でも十分に筋肉を揉みほぐすことが可能です。

腕力のある人が強い力で揉めるのは当たり前ですし、プロの指圧師が押す圧力はおよそ10キロといわれています。

一方、足心健康法で強い力を必要とするときは足に体重をかけるだけです。もちろん全体重をかけて踏むことはありませんが、女性で50キロくらい体重があれば、10キロくらいの圧力は簡単にかけることができます。高齢の方で筋力が低下していても、体重をかけるのであれば同じようにできます。

しかも足で踏むと、手で揉むより短い時間で効果を出せるのです。後ほど足で踏むときのポイントを紹介しますが、それさえつかんでおけば、足で踏む10分は手で揉む

30分に相当します。

たった10分だけで、女性でも中高年の方でも大切な相手の健康を守る手助けができるのです。忙しい家庭生活のなかでも、お風呂あがりや寝る直前などに横になってもらい、かたわらに立って踏むだけです。寝室ですでに布団に横たわっているなら、そのまま踏んであげるといいでしょう。

すでに私が指導した弟子が全国に約5000人ほどいますが、じつはその8割が女性です。男性に比べて力の弱い女性でも、足心健康法ならばハンデがないからです。

その中のひとり、Gさん（女性・64歳）は弟子の中でもひときわ小柄で華奢です。もちろん、力も一般的な女性より弱いといっていいでしょう。初めは家族をほぐしてあげるために足心健康法の講習を受けに来ました。習ったその日に家族を相手に試していたところ、思いのほか好評だったようです。

Gさんは熱心さに加えてセンスがあり、どんどんと上達していきました。コツさえ覚えれば、強い力は必要ないことがわかり、Gさんは思い切って治療院を始めることにしたのです。

治療院といっても、お客さんが来たときだけ、玄関脇の和室にマットを敷いて足心健康法を行なうという簡単なものでした。始めたころは近所の女性が中心でした。「か弱い女性だけれど、足を使うので体の奥までジーンと力が伝わり、体の中から温まる。強い力なのに痛くはない」と好評で、そのうちクチコミで広がっていき、それからは男性客も訪れるようになりました。そのほとんどは、すでに訪れていた女性客のご主人たちでした。

男性のゴツゴツした足で踏まれるよりも、女性のやわらかい足の裏で踏まれるほうが、踏まれる側は心地よく感じるようです。今では近所だけではなく、お客さんは市内の各地から来ています。

もし「女性の力では……」と疑っているご主人であれば、本書を読んでから試しに踏んであげてみてください。すぐにその思い込みは一変するでしょう。しっかり力強く揉みほぐせるはずです。

足心健康法は、女性でも、いや女性だからこそ揉まれる人が心地よくなる健康法だともいえます。

☆足で踏む足心健康法はお釈迦様から伝授された

私たち日本人は、普段はそれほど宗教を意識していませんが、お葬式やお墓参りのほとんどは仏式で営まれています。それほど仏教は私たちの生活や考え方に浸透しています。

先に少し触れましたが、じつはこの足心健康法も、仏教の開祖であるお釈迦様が伝授した健康法なのです。お釈迦様は、足で踏む健康法を弟子たちに教え、それがずっと僧侶たちに引き継がれていったのです。

お釈迦様は「心は足心におさめよ」と教えています。足の裏のとくに土踏まずの部分を「足心」といいますが、ここは気の出入り口でもあります。この足心からは、手の1000倍の気のエネルギーが出ているともいわれます。

紀元前5～7世紀ごろにインドの北方で生涯を送ったといわれるお釈迦様が、最後の弟子であるスバッダに向かって亡くなられる少し前に行なった説法には、足の裏の大切さを示す足心の教えが説かれています。

お釈迦様の足の裏には模様があったといわれています。その模様を写し取ったとされるのが奈良の薬師寺にある仏足石《ぶっそくせき》です。薬師寺は世界遺産に、仏足石は国宝に指定されています。

【足心の位置】

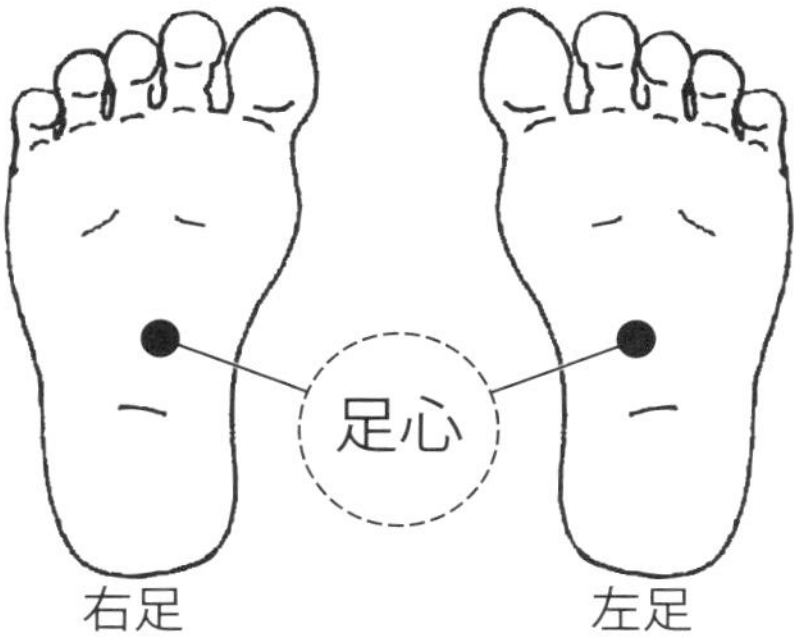

お釈迦様の教えをまとめた経典のなかには、健康そのものに関する教えも収められています。たとえば「一切の疾病は宿食《しゅくしょく》を本と為す」という教えがあります。「宿食」とは、食べ物が消化されずに胃の中にとどまることです。「飢えて食い渇《かっ》して飲む（お腹のすいたときに食べたり飲んだりする）」こと、すなわち暴飲暴食を戒めています。

ほかにも健康に関する教えはたくさんありますが、それらは、生活習慣病の予防や治療について現代の医師が患者に話す内容と何ら変わりません。

呼吸の仕方についてもお釈迦様は教えています。それを発展させた呼吸法のひとつが禅宗における丹田呼吸法です。

足心健康法でもこの丹田呼吸法を勧めています。呼吸するときは空気を肺へ入れたり出したりしますが、丹田呼吸法は足の裏から息を出し入れするように意識して行ないます。やはり、呼吸においても足の裏が大切なのです。

お釈迦様の教えを忠実に守り、徳を積んだ僧侶たちを高僧と呼びます。

浄土宗を開いた法然は80歳、同じく浄土宗で本願寺の僧侶・蓮如は85歳、浄土真宗の開祖・親鸞は90歳、とんちでお馴染みの一休は87歳、徳川家康に仕えた天海にいたってはなんと107歳まで天寿をまっとうしました。

どの高僧の年齢も、現代の平均寿命を超えています。当時の平均寿命を考えれば、たいへんな長寿だったといえるでしょう。それだけお釈迦様の教えに基づく健康法はすぐれたものであり、現代の私たちにも通じるものが多いのです。

インドでは現在もお釈迦様から伝えられた、足で踏む健康法を行なっている地域があります。大人から子どもまで生活の一部として行なっている姿は、まさにお釈迦様の教えが日常に溶け込んでいることを物語っています。

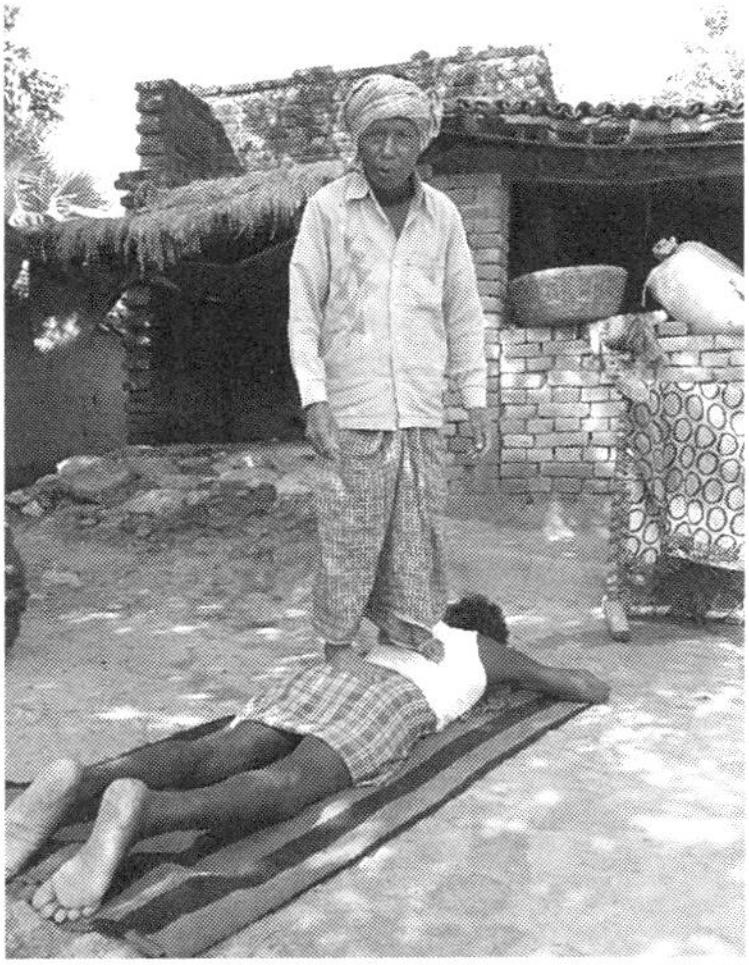

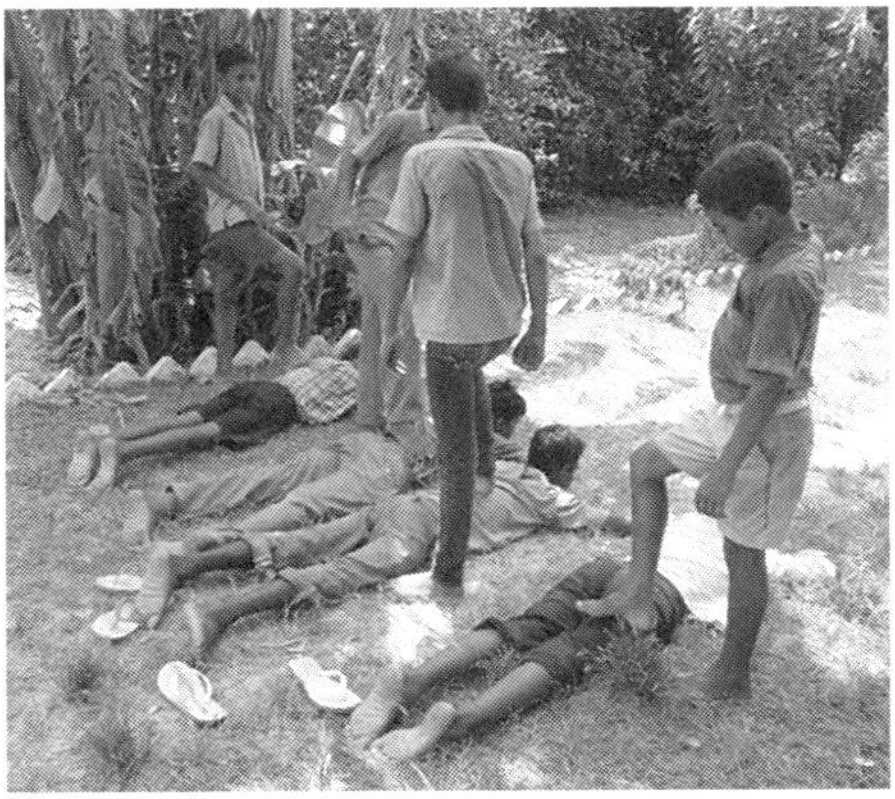

インドで行なわれている足踏み健康法

☆私と足心健康法の出合い

私はもともと商社マンで国内外を飛び回っておりました。いわゆる「モーレツサラリーマン」だったのです。ところが、40歳を過ぎたころ、「自分の人生はこれでいいのか」と自問自答するようになりました。これからは人のために何か役立つことはできないかと一念発起し、退社することにしました。

その後、それまで仕事の関係で独自のルートがあった中国に渡りました。日本ではまだ知られていない健康法があるのではないかと思ったからです。

そこで、あるお寺を知りました。敦煌にある寒山102と呼ばれていたお寺です。ここでは足で踏む施術が行なわれており、しかもそれはお釈迦様の教えをもとに行なわれているというのです。

私はそこで仏教を学び、修行をすることにしました。このとき師匠になってくださったのが、チベット仏教の高僧である讃大《さんだい》阿闍梨《あじゃり》でした。大阿闍梨とは、指導者を意味する阿闍梨の中でもとくに徳を積んだ高い地位の僧侶のみに与えられる称号です。世界的に有名なダライ＝ラマ14世も同じ大阿闍梨で、大阿闍梨の称号をもつ人は当時の世界では３人しかおられませんでした。

結局６年間修行をし、とくに足で踏む健康法について学びました。しかし、中国の伝統的な健康法をそのまま日本に持ち帰っても日本人にうまく適応できるかどうかわかりません。

そこで私は、西洋医学をはじめとして東洋医学や代替医療に携わる先生など多くの方々にもご相談しながら日本人向けにアレンジしたまったく新しい健康法を開発、確立しました。それが足心健康法です。

大切な人の健康を守るために相手の体を足で踏む。その結果、自分も健康になる。そこには、お釈迦様が教えた慈悲の心が示されているようにも思えます。

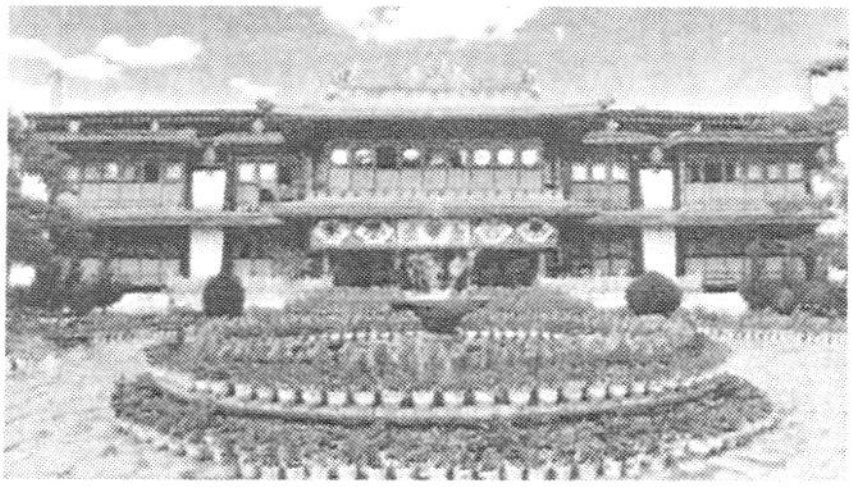

著者が修行した敦煌の寒山102

(2)「足心健康法」で真の健康を手に入れる

◇足からは手の1000倍ものエネルギーが出ている

東洋医学では「気」と「血《けつ》」と「水《すい》」が人間の体をめぐっていると考えています。西洋医学でいえば、血は血液、水は血液以外の体液のことですが、気は東洋医学独特のものです。気、血、水はどれも私たちの健康に欠かせないものですが、体をほぐすときは気がもっとも重要です。

気は、主に食べ物や呼吸から体に取り入れます。「内臓の働きを活発にする」「体を温める」「体を外敵から守る」などといった働きをしています。気という字を使った言葉に「元気」があるように、気は体のエネルギーの源といえるでしょう。

テレビで気功師が手を触れずに人を倒している様子をご覧になったことはありませ

んか。あれはあくまでパフォーマンスのひとつであり、もしかするとテレビならではの演出かもしれません。

しかし、気功師は、実際に手から放射される気を利用しています。気の作用の中には、血の流れを促す作用や、体を温める作用があります。気功師が手をかざすと、その部分が温かくなることは体験した人の多くが認めているところです。

体が温かくなると、筋肉はやわらかくなりますから、簡単に筋肉をほぐすことができます。お風呂に入ってじっくり体を温めてからマッサージをすると効果的なのと同じです。

じつは足の裏からも手と同じように気が出ています。しかも、そのエネルギーの強さは手の1000倍にもなるといわれているほどです。

足を使うと、大きい筋肉や皮膚の奥にある筋肉までほぐすことができます。それは足の裏の大きさや足の力の強さだけではなく、足の裏から出る気のパワーも大きく影響しているからです。

◇足で踏むと温泉につかるように体がポカポカする

日本人のお風呂好きは有名です。海外へ旅行に行ったり、病院に入院したりすると、ゆっくりお風呂に入れなくなるので、温かいお湯に肩までゆっくりつかりたいと思ってしまう人も多いでしょう。

なぜこれほど日本人はお風呂が好きなのでしょうか。

何といってもお湯にじっくりつかると、体の芯までポカポカと温かくなりますし、汗をかくとさっぱりと晴れやかな気分になります。

ストレスの多い現代社会では、心身はいつも緊張状態に置かれています。赤ちゃんの笑顔やペット、音楽、大自然などは、そんな緊張をほぐし、癒してくれますが、体を温めることもそのひとつです。私たちはお風呂に癒しを求めているのです。

唾液に含まれるストレス物質の量を計ることで、その人がどれだけストレスを感じているかをみることができます。体を温めると、このストレス物質が減るという実験結果が出ているのです。入浴はストレスを解消して、人を癒しているといっていいでしょう。

足心健康法でもお風呂と同じような効果が得られます。体がポカポカになり、心身ともに癒されます。

足心健康法では、足の付け根に集まっているリンパ節をほぐしますから、まず両脚のリンパ液の流れがよくなります。同じように太ももの大きな筋肉もほぐしますから、筋肉の中を通る太い動脈の流れもよくなり、熱を運んでいる血液が体の隅々まで届きます。それで体温が上昇するのです。

湯船につかったときのあの心地よさを思い起こしてください。とくに体が冷えているときは体の芯まで温かさが染みわたり、思わずそのまま寝入ってしまいそうになるでしょう。

私が足で踏んでほぐしていると、寝てしまう人がよくいます。それだけ体がポカポカと温まり、リラックスできるからです。

◇医療現場にも広がる「足心健康法」

渥美和彦東大名誉教授は、ヤギの人工心臓移植などで知られ、ノーベル賞の候補にもなった著名な学者です。この方のお兄さんが、以前、脳梗塞で倒れました。開頭手術をしたのですが、後遺症により残念ながら立てなくなってしまったのです。

「足心健康法の会」の新潟支部長のご主人が渥美先生とおつき合いがあったことから、倒れたお兄さんの治療やリハビリを私が担当することになりました。

お兄さんを診させていただき、私は「1カ月で治る」と宣言しました。まわりにいる西洋医学の医師たちは無謀なことを言う人だといぶかしがっていました。

結局、それよりも早い2週間で立つことができたのです。その後、ナースとチークダンスを踊るまで回復されました。

渥美先生は、漫画家の手塚治虫さんと旧制中学（現高校）の同級生であり、『鉄腕アトム』に登場するお茶の水博士のモデルであるといわれています。もちろん、バリバリの西洋医学の先生です。その渥美先生が驚かれたのはいうまでもありません。今では西洋医学とその他の治療を組み合わせた統合医療の普及に尽力されています。

足心健康法を治療に取り入れているクリニックも増えてきています。その初期に、足心健康法に関心をもってくださり、足心健康法を取り入れてくださったクリニックでは日々、腰痛や膝痛、肩こりや首こりなどで悩む地元の人たちが大勢訪れています。

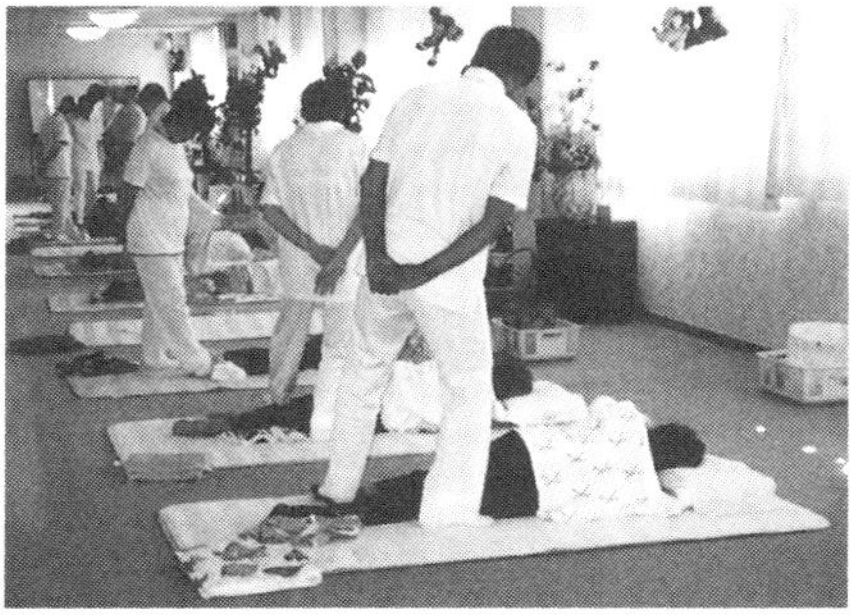
医療現場で取り入れられた足心健康法

また、医学部の卒業生たちに向けて講演をしたことがあります。彼らは西洋医学を学んでいるわけですから、なかなか私が説く理論を理解することはできないようでした。

しかし、何人もの患者さんを足心健康法で次々と治癒していく症例には強い関心を示してくれました。若い人たちは頭も柔軟ですから、今後は足心健康法を理解してくれる医師たちが増えていくのではないかと期待しています。

◇プロのスポーツ選手も取り入れる

筋肉は使いすぎても、逆に使わなくても硬くなってしまいます。前者の典型はプロのスポーツ選手に見られ、後者は高齢者に特有のものです。

一流のスポーツ選手にとって体の管理は欠かせません。故障を抱えていても、簡単には治らないこともあり、少しでも高いレベルの治療を求めて医者を渡り歩いている人も少なくありません。

おかげさまでこれまで多くのスポーツ選手たちが足心健康法を求めて私のもとへ来てくれています。

ゴルフの好きな方はご存知のことでしょう。杉原輝雄というプロゴルファーがいました。〝日本プロゴルフ界のドン〟といわれた人です。日本にゴルフブームを巻き起こした〝ジャンボ〟こと尾崎将司さんや〝世界のアオキ〟と呼ばれた青木功さんは、外国のプロゴルファーにも劣らないほどの体格の持ち主ですが、杉原さんの身長は160センチほどしかありませんでした。当然、遠くへ飛ばすことはできません。ところが、正確なショットとパットのうまさにより、優勝回数は尾崎さん、青木さんに次ぐ第3位を誇っています。

そんな杉原さんは長年にわたって前立腺ガンと闘っていました。前立腺の病気になると、おしっこが出たり出なかったりします。これが腰に悪影響を及ぼし、腰の回転が悪くなってしまいました。プロゴルファーにとっては一大事です。

杉原さんはとても練習熱心で、また頑固な人としても知られていました。その頑固さは病気に対しても同じでした。医師やまわりの人たちは手術を勧めたのですが、「ゴルフができなくなる」と言って手術を拒否していたのです。

小柄で非力だったこともあり、若いころから遠くへ飛ばすために特殊なクラブを使ったり加圧トレーニングを取り入れたりして努力をしていましたが、年齢に病気も加わり、努力しても成果が出なくなっていました。

そこで私のところへやってきたのです。診てみると、睾丸と肛門の間にある会陰《えいんおう》横筋《きん》が硬くなっていました。この筋肉が硬くなると腰がうまく回転できなくなり、ゴルファーにとって致命傷になりかねません。まず足で踏んで全身の筋肉をやわらかくし、その後、会陰横筋を手の指でほぐしました。その結果、飛距離が伸びたようで、とても喜んでくれました。

残念ながら、２０１１年、74歳という若さで永眠されました。少しでも良い成績を出すために最後まで全力を尽くす姿勢は私たちに感動を残してくれました。

レスリングの元オリンピック選手の仲人をしたご縁で、その格闘技一家の治療も担当しました。

レスリングなどの格闘技は腰を痛めることが多く、いったん治療するとよくなるのですが、試合に出るとどうしても夢中で戦ってしまいます。治ってはまた痛めるという繰り返しでしたが、少しでも長く現役を続けるお手伝いができたのではないかと自負しています。

その他、プロ野球選手や監督、競馬の騎手、力士など、数多くのスポーツ選手を治療してきました。彼らは一流になればなるほど、道具や練習方法などに徹底してこだわります。けがをしたときの治療法も例外ではありません。

これらのスポーツ選手たちが私の治療を、そして足心健康法を選んでいただいたことに誇りを感じています。

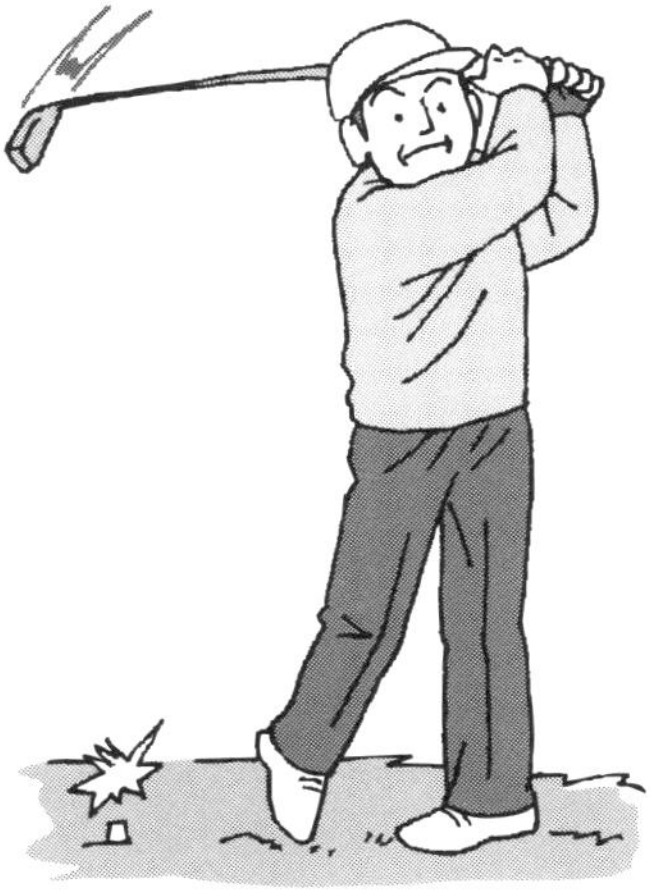

◇指圧の大家も知っていた足踏みの効果

幼いころ、お腹が痛くなったとき、お母さんにお腹をやさしくなでられると不思議にも痛みが消えていったことはありませんか。「手当て」という言葉がありますが、手のひらから出ている気が体の痛みや病気を治すといわれてきました。

人間の体からも遠赤外線が出ていますが、気はその一種ではないかとも考えられています。

年配の方は覚えておられるかもしれませんが、昭和のころ、浪越徳治郎という人がいました。歴代の総理をはじめ多くの有名人を治療し、テレビでもお馴染みとなった指圧療法の創始者です。指圧は主に親指の腹でほぐしますが、浪越さんのそれは人の何倍もあったといいます。それだけ大きな気が出ていたのでしょう。

その浪越さんのエピソードをご紹介します。

アメリカのかつての名女優マリリン・モンローは何度も結婚をしていますが、大リーグ・ヤンキースの大スターだったジョー・ディマジオとも結婚しています。その2人が新婚旅行先に選んだのが日本でした。

ところが、日本滞在中にマリリン・モンローが夜中に体調不良を訴え苦しみだしたのです。そのとき同行していた関係者のなかに、以前浪越さんの治療を受けたことがある人がいて、浪越さんに治療の依頼がきました。

浪越さんは、身をよじりながら苦しむマリリン・モンローの姿を見て軽い急性膵炎《すいえん》ではないかと疑ったといいます。なぜなら、胃の裏にある膵臓に炎症が起こると、エビのように反ってしまうことがあるからです。

そこで膵炎に効くツボを指圧したのですが、女性といっても体格の良い白人の女性にはなかなか効きません。もっと強い力と気のパワーが必要だと感じ、思わず足で踏んで刺激したといいます。いくら人よりも大きい親指をもっている浪越さんでも、足の力を借りずにはいられなかったのでしょう。

モンローはすっかりよくなり、このことは「ニューズウィーク」に掲載され、世界中を驚かせました。

◇「足心健康法」は安心・安全な治療法

お子さんのいる方は、お子さんが幼いころ熱を出すと体温計で測ってあげたことがあるでしょう。親が子どもの体温を測ることは何の問題もありません。ところが、他人の体温は簡単に計測できません。体温や血圧の測定は医療行為とみなされ、医療の専門家でなければ測定はできないからです。体温に関しては緩和される傾向にありますが、患者さんに触れることには厳格な規定があります。

街には「クイックマッサージ」などの看板がいたるところに出ていますが、どれくらいこの規定に従っているのか確認したほうがいいでしょう。

本来、マッサージを行なうためには国家資格が必要です。しかし、その資格がなくてもお店は出せます。その場合、マッサージという言葉は使っていません。そういったところでもある程度の癒しは得られるでしょう。しかし、安心してサービスを受けたければ、しっかりとした基準で選んだほうが賢明です。

その目安となるもののひとつが国が認めている療術なのかどうかということです。体温の測定をみてもわかる通り、医療行為やそれに準じた行為は人の命にかかわることから、国は厳しい規定を設けてきました。この規定に従っていなければ、簡単には患者さんの体に手を触れることもできません。

鍼灸師やあんま、指圧師、マッサージ師、柔道整復師になるためには厚生労働省が認定する資格が必要となります。その他に、総務省が「日本標準産業分類」の中において医療類似行為として規定しているのが、温熱療法、光熱療法、刺激療法、電気療法、手技療法です。足心健康法はこれらの中の刺激療法に含まれています［日本標準産業分類のＰ（医療・福祉）―８３５９］。

足心健康法は国が認定した療術法なのです。患者さんを治してきた実績はもちろんのこと、安全性も評価されています。

この本で紹介しているのは、家庭で大切な相手の健康のために実践できる足心健康法なので、資格は必要ありませんが、しっかりとした療術法であることは知っておいてください。

◇誰でも簡単に利用できる健康法

誰もが簡単にできるのが足心健康法の魅力のひとつです。

家族を相手に肩こりや腰痛などをやわらげたいのなら、ひととおりの手順さえわかれば誰でもできます。子どものころに親やおじいちゃん、おばあちゃんの肩をたたいたり揉んだりしたことがある人もいると思います。それと同じような気持ちで気軽に取り組んでもらってけっこうです。

気軽さという点ではプロとして治療院を開業する場合も同じです。

指圧師やマッサージ師などになるには、昔ならその道の先生の弟子になる必要がありました。今は専門学校で学ぶ人がほとんどでしょう。

足心健康法にもアカデミーがあります。これはプロとして開業を目指す人たちのために設立されたものです。

少し専門的な技術が学べる上級コースを修了した人の中には治療院を営んでいる人

もいます。一般的にこの種の治療院を開業するには、少なくても治療用の専用ベッドをはじめとして各種の関連備品などを揃えなければなりません。なかには高額の医療機器を備えている治療院もあります。

ところが足心健康法の治療院を開業するときは、そのような器具や設備は必要ありません。ほとんど資金をかけずに開業することが可能なのです。

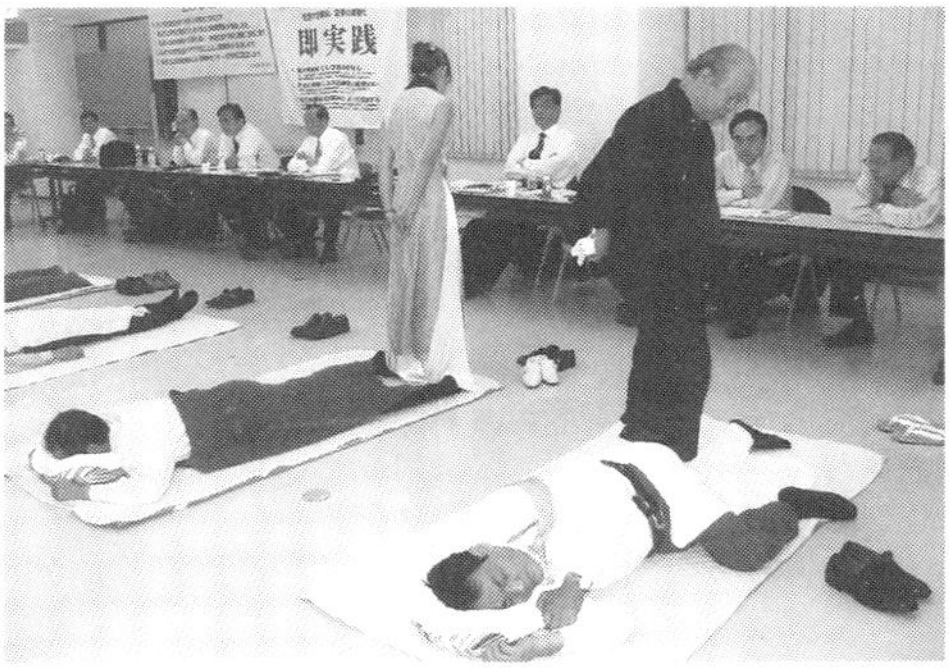

いつでもどこでもできる足心健康法

これまで全国各地で講習会を行なってきましたが、広めの会場であれば、専用の道具などなくても畳やカーペットの上で実技を見てもらっています。

要は、人が横になれるスペースさえあれば、家庭でやることができますし、営業としても店舗ではなく、自宅の一室を開放して開業することもできます。あなたもチャレンジしてみませんか。

◇大切な人の健康を守るのに最適

日本人は何かあったらすぐにお医者さんへ行くといわれています。確かに日本の医療制度は優れており、日本のお医者さんは優秀です。だからといって何でもかんでもお医者さんに頼ってはいけません。

「自分の健康は自分で守る」「病気にならないように日々予防に努める」という時代になってきたのです。

足心健康法が疲れはもちろん、肩こりや腰痛といった症状を解消し、癒しをもたらすのに優れていることはすでに述べてきました。3章で詳しく紹介しますが、じつはさまざまな病気の予防や改善にも力を発揮します。足で踏むだけで、中高年以降に増える高血圧や動脈硬化などの生活習慣病も予防、改善できるのです。

今はこりや痛みが出ていなくても安心はできません。たとえば、悪い姿勢を続けていると常に筋肉は緊張をしいられ、筋肉は硬くなります。これに老化が加わればいっそう硬くなってしまいます。そうならないためにもっとも大切なのが、常に筋肉をほぐしてやわらかくしておくことです。

「健康は食にあり」といわれるように、家族の健康管理の基本は食生活にあります。あなたがご家族がいる方なら、カロリーや塩分などに気をつけて料理を作っているかもしれません。

とくに男性は仕事に追われると、健康のために生活を改めようとしない傾向がありま す。自分で管理できないという点では子どもと同じですね。そんな家族の健康管理にぜひお勧めしたいのが足心健康法です。女性でも十分男性を採みほぐすことができますし、たまには交代して男性からほぐしてもらってもいいでしょう。

どうぞあなたにとって大切な人の健康を守ってあげてください。

２章

誰でも
簡単にできる
「足心健康法」

▽準備運動として最適な「魚体運動《ぎょたいうんどう》」

いよいよここからは足心健康法の具体的なやり方に入っていきます。

まず、足心健康法でほぐしを行なう前と後に必ず行なうのが「魚体運動」です。魚が泳ぐところを思い起こしてください。体を左右に動かし、それを推進力として泳いでいることがわかります。それと同じように、足首をもって体を左右に動かします。

人間が四足歩行から二足歩行になったとき、内臓は本来の位置から下へと下がりました。それをもとに戻すことも魚体運動の目的のひとつです。

胃痛や食欲不振、胸焼け、膨満感などといった症状は、魚体運動だけで解消する場合がありますし、便秘や下痢の解消にも役立ちます。魚体運動によって胃や腸の位置が調整されるからです。内臓機能が改善されるので、免疫機能も向上します。

魚体運動では体全体を揺らしますから、内臓だけでなく頭部も揺れて、目や耳の働きにも影響が及びます。私のところへ来る患者さんの多くは、肩こりや腰痛などを訴えますが、よく話を聞いてみると、とくに中高年の人たちは目のかすみや視力の低下などを抱えていることが珍しくありません。そういう人たちには、魚体運動を通常よりも長い時間行なうことで改善することがあります。

また、魚体運動は相手の体の状態を確認するためにも有効です。ほぐす相手に筋肉のこりや関節の不具合があると、魚体運動をしても魚が泳ぐように動きません。繰り返し魚体運動を見ていると、どの部分にこりや不具合があるかがわかるようになってきます。

足心健康法をひととおり終わった後にも魚体運動を行ない、こりや不具合が解消されたかどうかを確認してください。もし、ほぐす前よりもスムーズに体が動けば、うまくほぐせたことになります。

魚体運動の時間は、家庭で行なうときはそれほど時間をかける必要はありません。ほぐす前に5分、ほぐした後に5分を目安として行なってください。

魚体運動

ほぐされる側

仰向けになって手足を
楽に伸ばす

ほぐす側

1 立て膝で座り、両手で足首を持つ。

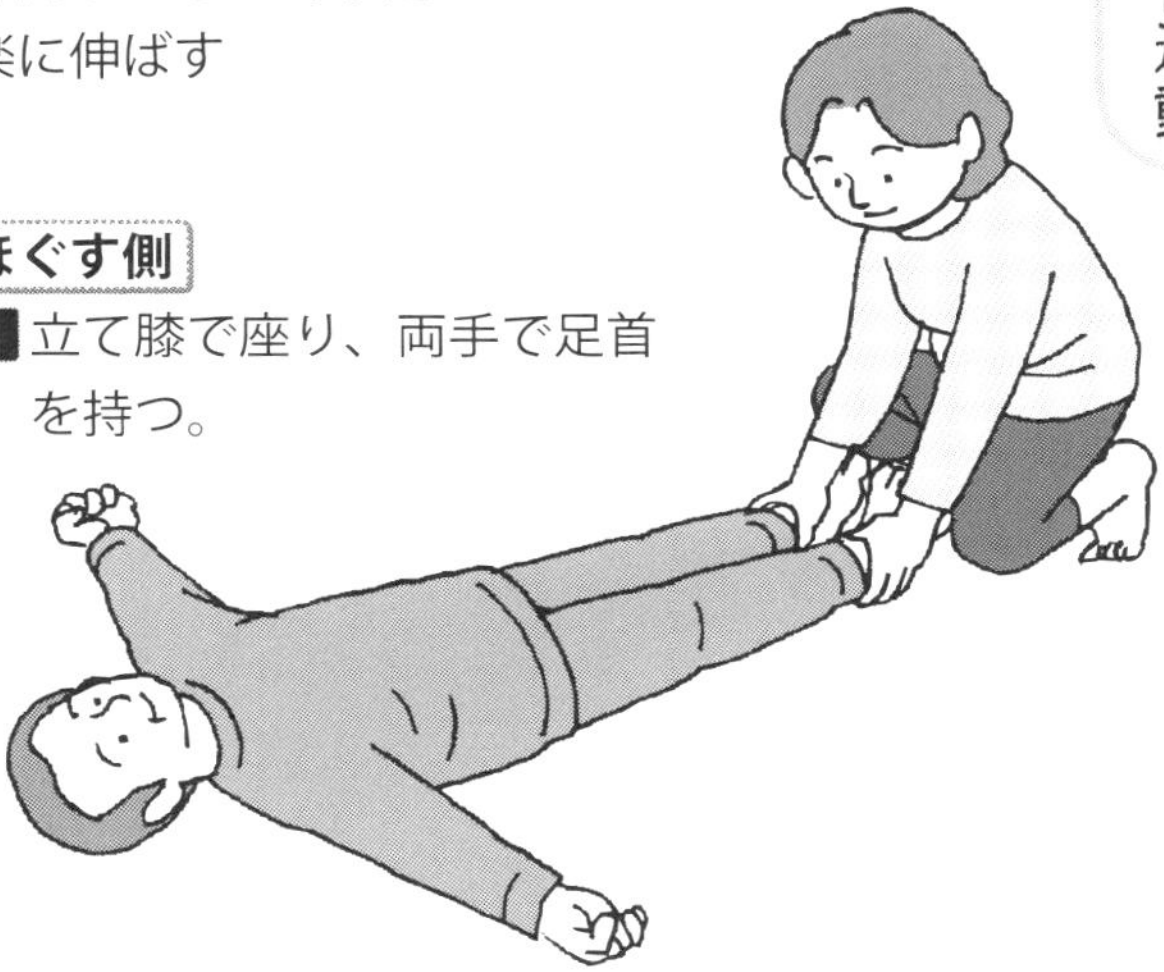

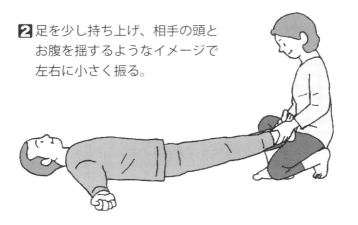

2 足を少し持ち上げ、相手の頭とお腹を揺するようなイメージで左右に小さく振る。

3 お腹の高さまで足を持ち上げ、相手の頭とお腹を揺するようなイメージで左右に小さく振る。

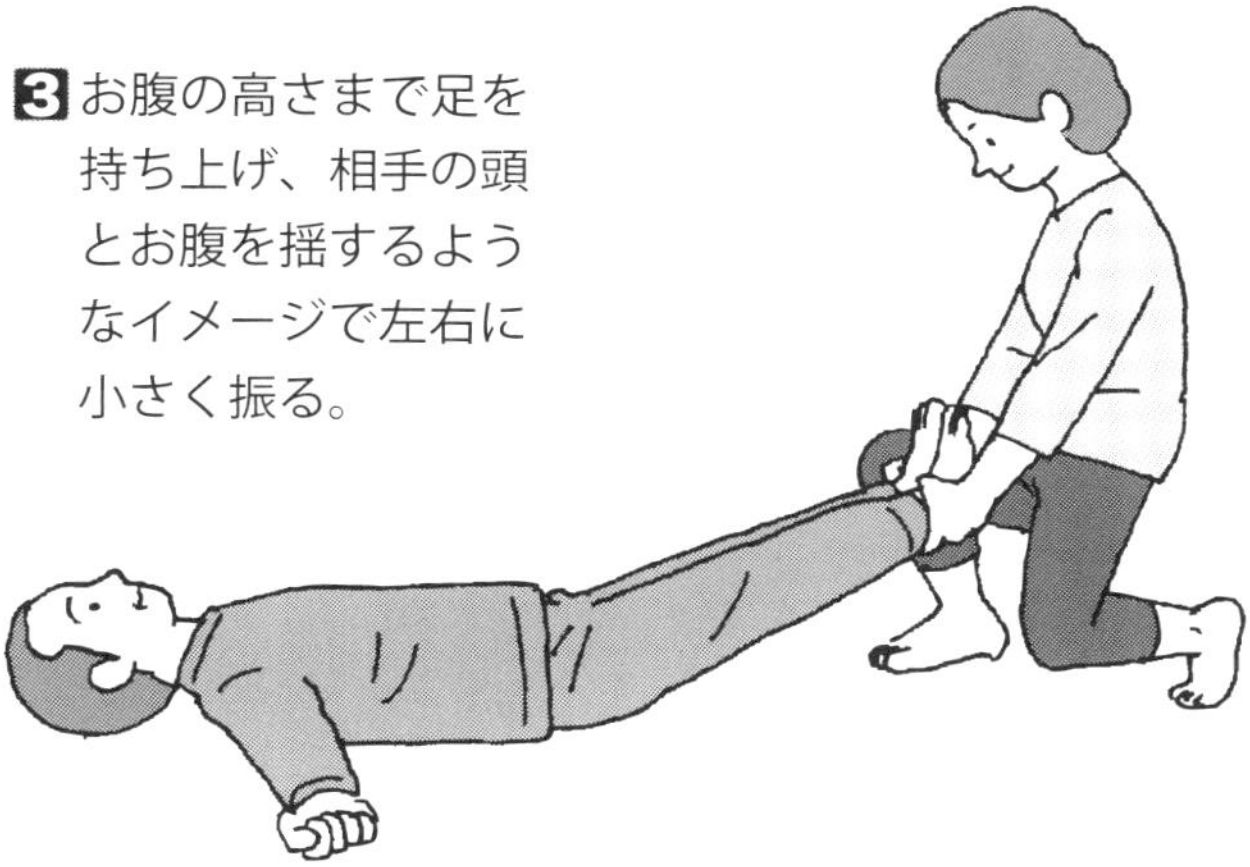

目安は30回、2～3分です。

！ポイント

腕の力だけで振ろうとすると疲れるので、立てた足の内側に腕を押し当てて、そのまま足と腕をいっしょに左右に振ると、無理なく相手の体を揺することができます。
五臓六腑を調整し、体全体を整える働きがあるので、足心健康法の最初と最後に必ず行なうようにしてください。

▽足で踏む人の立ち方

魚体運動が終わったら、ほぐしに入っていきます。最初に足で踏む人の基本的な姿勢を見ていきましょう。

まず、ほぐしを受ける人の足と平行に立ちます。わずかな例外はありますが、これが基本です。このとき、足の裏に均一に力がかかるようにするため両手は後ろで組みます。

周囲の物に手をついて立たないようにしてください。足で踏むときは、足の裏の土踏まずの部分（足心）から発せられている気の力が欠かせません。気は手のひらの中心部にある「労宮《ろうきゅう》」からも出入りしているため、ほぐしている最中に周囲にある物に手をつくと、そこから気が流れてしまい、足心から出る気の力を弱めてしまうのです。

ただし、高齢者や足の弱い人など、まっすぐ立っているのが難しいときは無理をすることはありません。慣れるまで手をついたり、杖を使ったりして行なってください。

【足で踏む人の立ち方】

ほぐしを受ける人の足と平行に立つ。足で踏む人はバランスを保つように後ろで手を組む。これによってほぐす人も疲れなくなる。

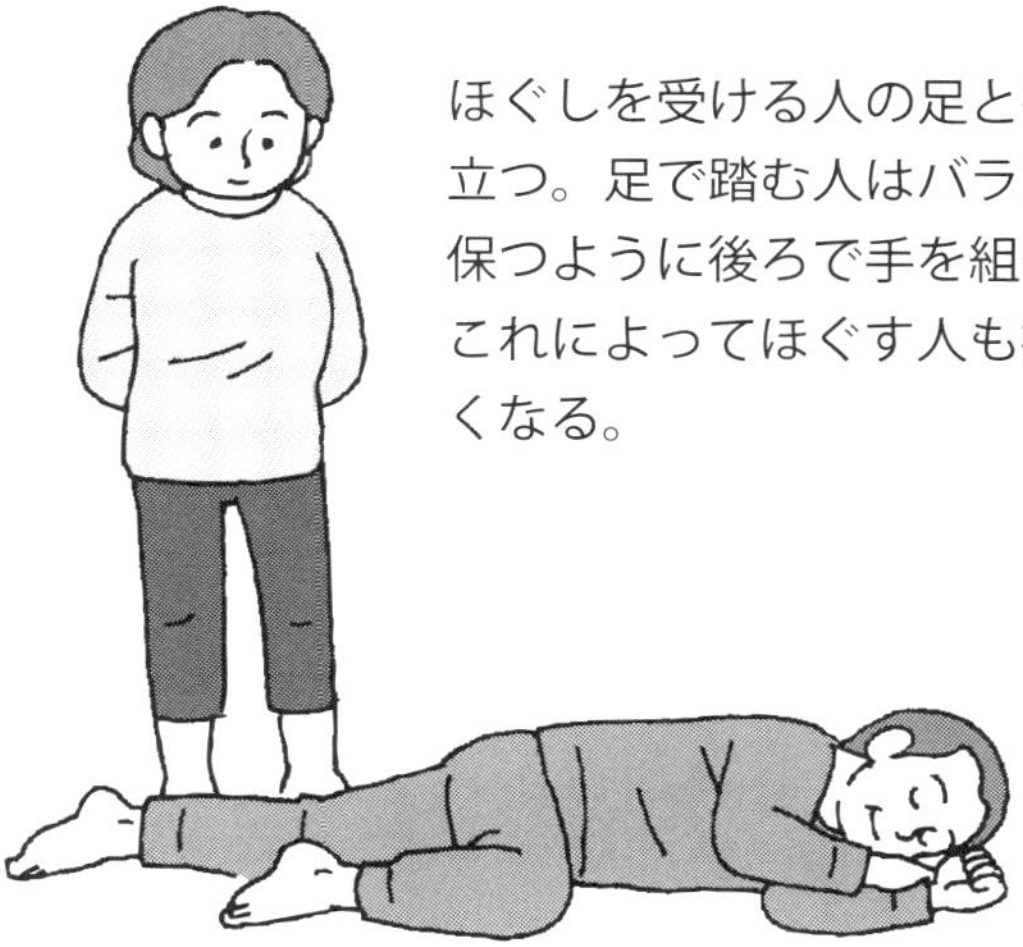

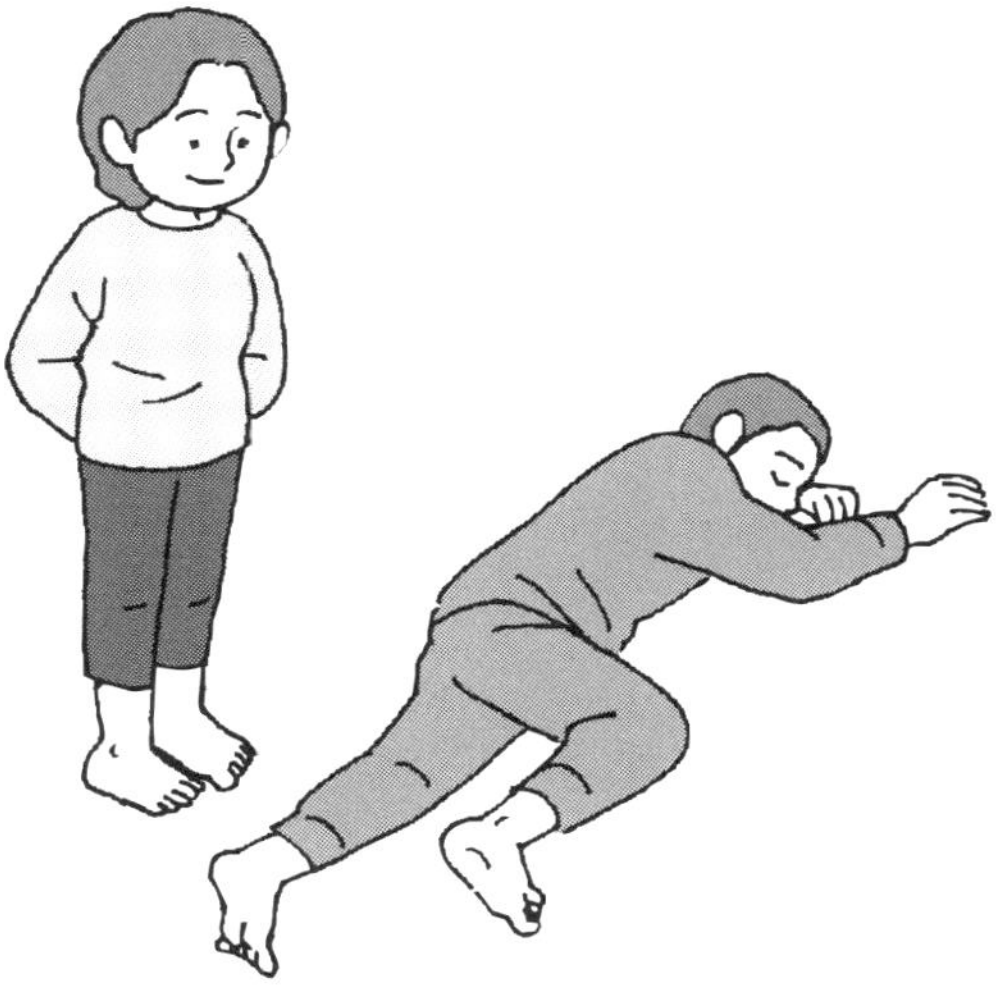

▽足で踏むときのポイント

足の裏は面積が広いから適当に踏んで揉みほぐせばいいかというとそうではありません。ちゃんとほぐすべきポイントがあります。そのポイントとなる部分が聞き慣れない言葉だと思いますが、「老球《ろうきゅう》」といわれるものです。

生活習慣の乱れや疲労、ストレスなどがたまると、肩や背中、腰、足など体のあちこちにしこりが現われます。老球は、このしこりに相当するものです。この老球が体に発生するほど、体が不調になったり、病気にかかりやすくなったりします。その意味では、「老球は万病の元」ともいえます。

筋肉が硬くなると、体にさまざまな障害を引き起こしますが、足心健康法では「運動神経筋《うんどうしんけいきん》」が緊張して萎縮するからだと考えています。そして、この運動神経筋が束になったものを「運動神経筋根《うんどうしんけいきんこん》」と呼んでいます。

わかりやすいように運動神経筋を1本のひもにたとえて説明します。ひもに1カ所

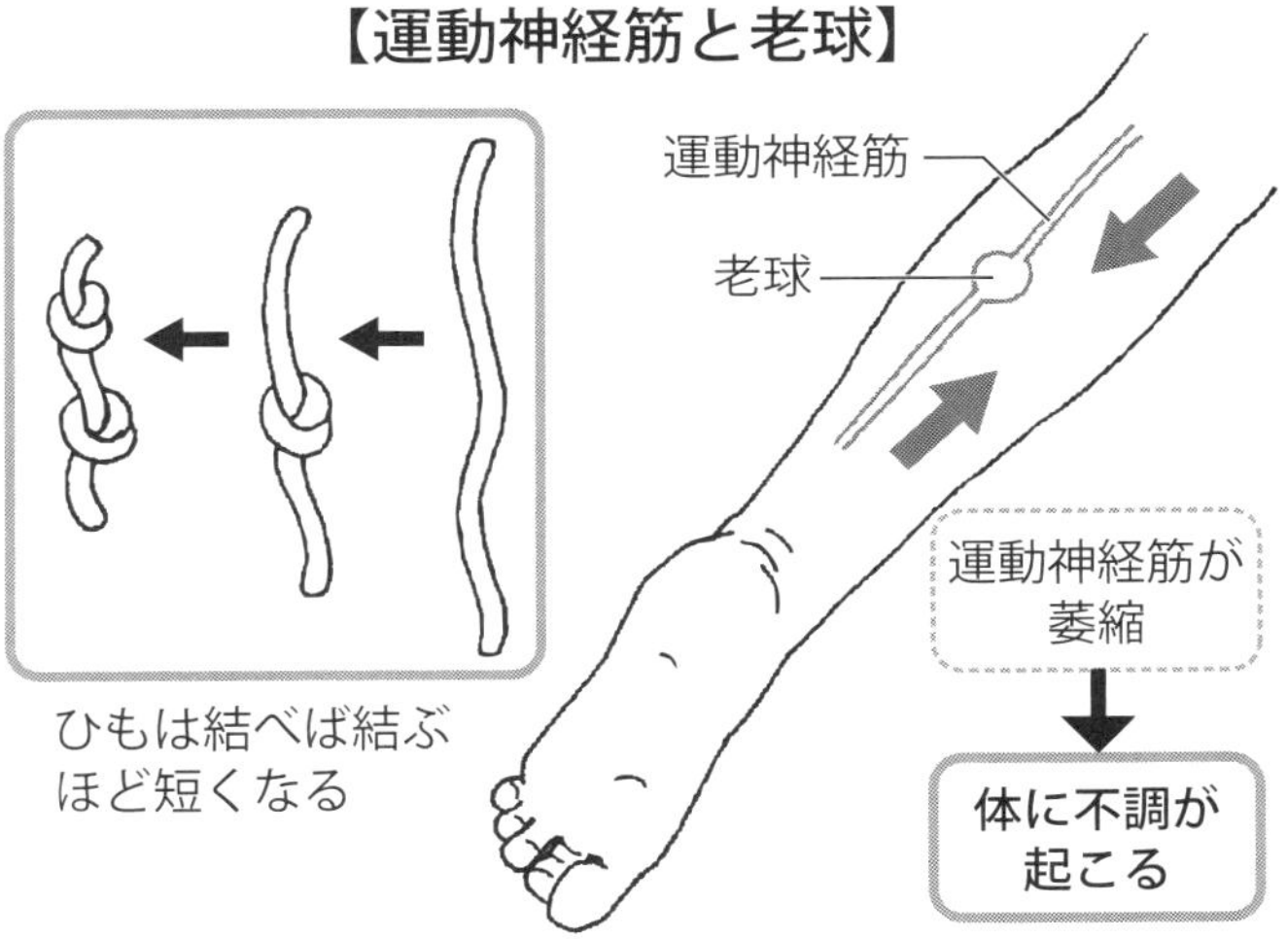
【運動神経筋と老球】
ひもは結べば結ぶ
ほど短くなる
運動神経筋
老球
運動神経筋が
萎縮
体に不調が
起こる

結び目をつくると、その分ひもは短くなります。さらに結び目をつくると、ひもはもっと短くなります。この結び目が老球の正体なのです。

運動神経筋に老球が発生すると、その分運動神経筋は短くなろうとします。その結果、運動神経筋が緊張、萎縮してしまい、筋肉が硬くなるだけでなく、体にいろいろな不調が起こってきます。

足心健康法では、ひもの結び目をほどくようにこの老球を解消していきます。

老球はいわゆるツボとは違いますし、最初はどれなのかなかなか見つけられないと思いますが、慣れてくれば足の裏でしこりを感じるようになってきます。そこを足で重点的にほぐしてください。

基本的には相手の左側から踏んでいきます。そして相手の左足を踏むときは左足を、右足を踏むときは右足を使うのが基本です。例外もありますが、詳しくは4章の部位別のやり方を参照してください。

注意してほしいのは踏む強さです。東洋医学には陰陽の考え方がありますが、体の後ろと外側は陽。体の前と内側は陰に当たります。陽の部分は強く踏んでもかまいませんが、陰の部分は強く踏まないようにします。強く押せば効き目がアップするわけではありません。

たとえば右足を使って踏むときは、右足に力を入れて踏むというより、あくまで左足を軽く屈伸させながら右足で踏む力を変化させて踏んでいきます。

ほぐす時間は30分を目安にしましょう。1カ所につき、5分ほど行なってください。時間が取れないときは、10分でも15分でもいいので行なってください。毎日続けることが大切です。

【体の陰と陽】

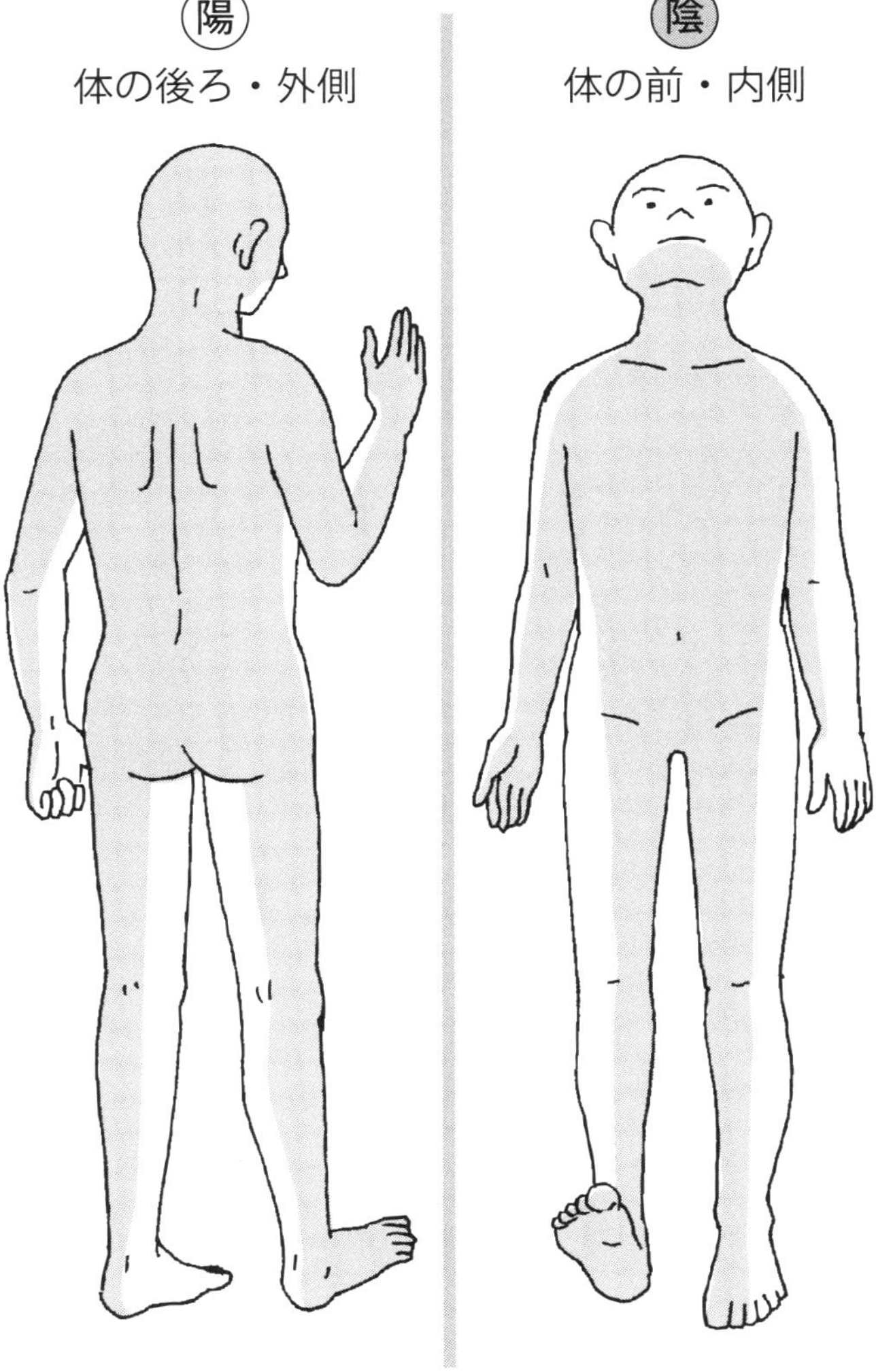

▽足心健康法の基本は太もも・ふくらはぎを踏むこと

この健康法の基本は、太ももとふくらはぎの大腿筋根を踏むことです。とくに足の付け根には数多くのリンパ節があり、太い動脈も走っていますから、ここをほぐすことでリンパ液の流れだけでなく、血行もよくなり、そのうえ太ももの大きな筋肉もやわらかくなります。まさに一石数鳥もの効果が得られるわけです。

時間のないときはこれだけでもかまいません。軽度の肩こりや首こり、腰痛、膝痛なら十分に改善が見込めます。他にも高・低血圧の調整、便秘などにも効果的です。

ちなみに、太ももやふくらはぎの内側を踏むとき、そこにあるしこり（老球）を踏むことで効果が期待できますが、はじめから足裏でしこりを感じるのはむずかしいかもしれません。太ももやふくらはぎのあたりを全体的に踏んでください。それでも、ある程度、効果は期待できますし、続けてやっているとわかるようになってきます。

参考までに、運動神経筋根の配置図を示しておきますので、目安にしてください。

【主な神経筋根】

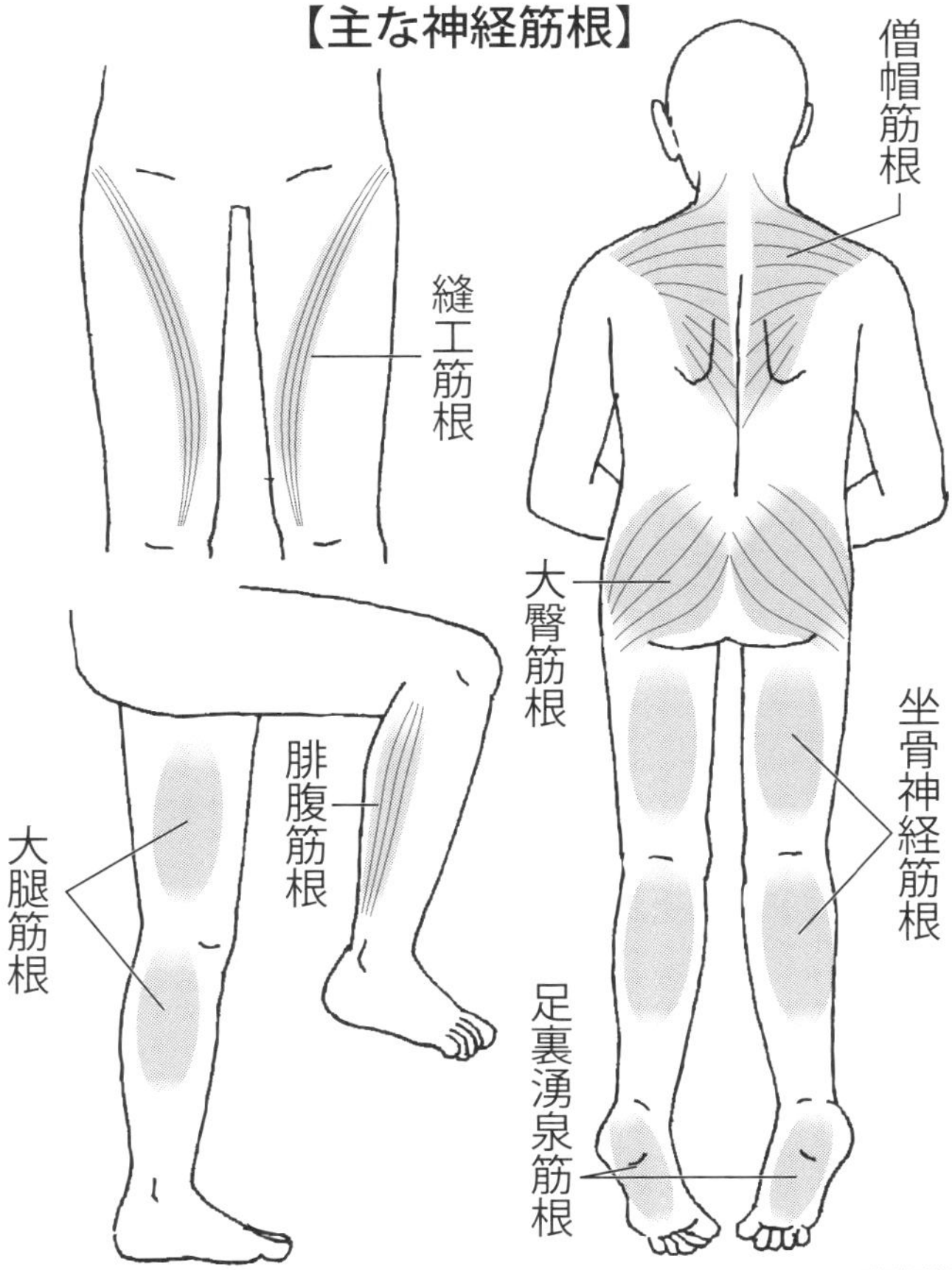

足心健康法では、体のさまざまなところに運動神経筋が走っているという理論をもとにしています。これは足心健康法独自の考え方であり、東洋医学でいう「気」と同じで具体的に存在を示す事はできません。

大腿筋根の踏み方

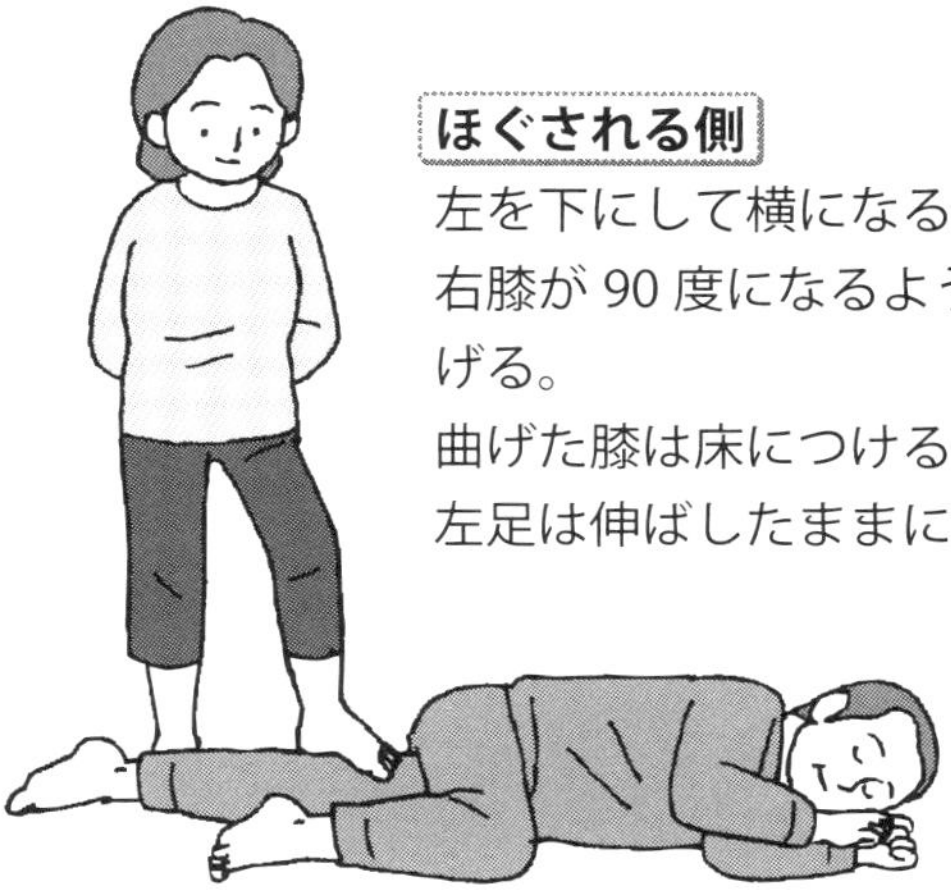

ほぐされる側

左を下にして横になる。
右膝が 90 度になるように曲げる。
曲げた膝は床につける。
左足は伸ばしたままにする。

ほぐす側

1 相手の伸ばした左足の横に立つ。体は相手のほうに向ける。

2 相手の左足の付け根に自分の左足の足心部分(土踏まず)をまっすぐ当てる。

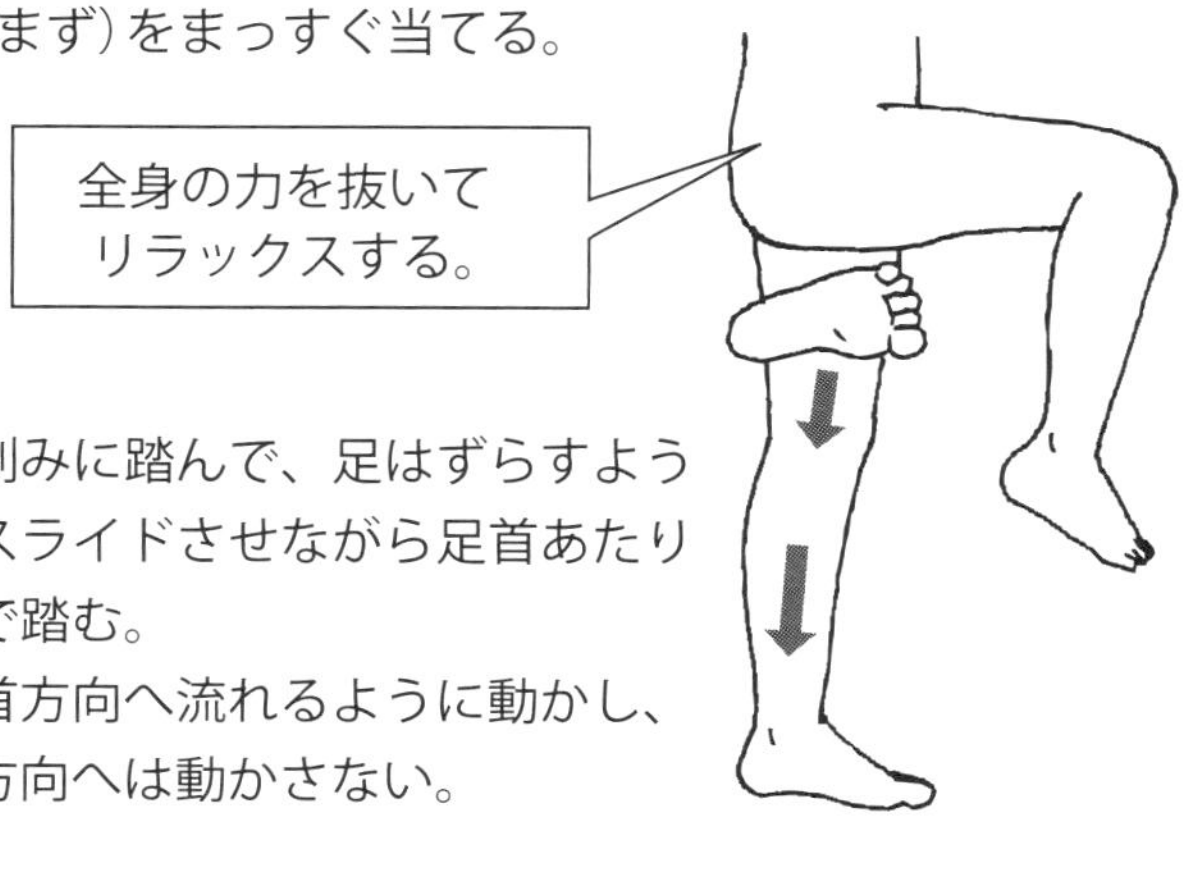

小刻みに踏んで、足はずらすようにスライドさせながら足首あたりまで踏む。
足首方向へ流れるように動かし、逆方向へは動かさない。

ポイント

**膝関節は絶対踏んではいけません。
太ももの内側は陰の部分なので、強く踏まないようにします。
膝下の部分は、太もものときの半分くらいの力で踏みます。**

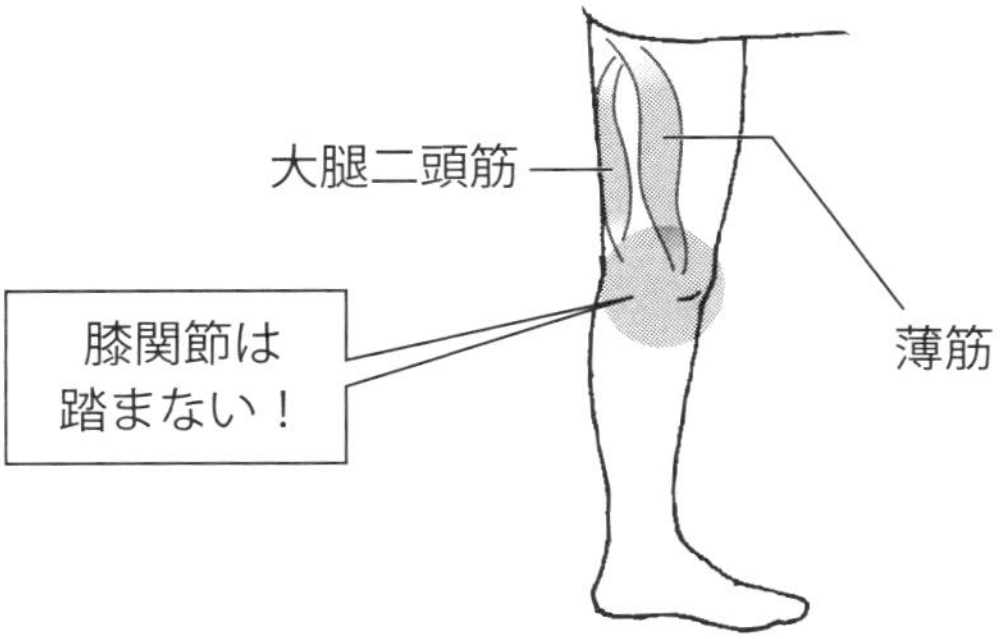

3 一通り終わったら相手に逆向きになってもらい、右足も同じように行なう。

4 相手の右足を踏むときは右足で、左足を踏むときは左足で踏む。

5～10分が目安。

▽足心健康法の注意点

○足心健康法は、大切な相手のための健康法です。お互い健康になるためにも楽しく会話をして様子をうかがいながら進めましょう。

○内臓があるお腹や、関節を踏んではいけません。

○血圧が高い人、高齢の人に対して行なうときは、最初は軽めに踏むようにしてください。

○手で揉む場合と異なり、足の裏で踏む足心健康法は、ほぐした後に痛みはあまり出ません。いわゆる揉み返しが起こることはめったにありません。万が一揉み返しがあった場合は、力を弱くするとか踏む時間を短くするなどして対応してください。

○足心健康法のほぐしを受けて急激に血行がよくなると、しびれを感じる人がいます。これは血流が改善されたことを表わしています。このしびれはずっと続くことはありませんし、特別心配することはありません。

○トイレが近くなったという人もいます。血液中の老廃物は主に尿として体外へ排出されますから、トイレの回数や尿の量が増えたことは、血行が促進されてその機能が改善されたことを示しているので、心配する必要はありません。足心健康法には便秘を改善する効果がありますから、排便回数や便の量が増えることも珍しくありません。
○生理中の場合ですが、足心健康法には生理不順や生理痛を改善する働きもあるので、生理中であっても問題はありません。
○足心健康法によって、こむら返りになったり、つったりする人がいます。その場合は、いったんほぐすのをやめてください。また、強い痛みを感じる場合も控えるようにしてください。
○食後1時間以内は、脈の変調が激しいので少し時間を置いて行なうようにしてください。
○その他、自分の体調で気になることがある人は、医師と相談のうえ、行なうようにしてください。くれぐれも自己判断しないようお願いします。

▽相乗効果を高める丹田呼吸法

丹田呼吸法は、自然治癒力を高めて病気を改善するだけでなく、精神の安定にも役立ちます。

丹田は、おへその下３寸ほどのところにあり、生命の源が宿る場所とされています。

普段の呼吸は無意識に行なっていると思いますが、丹田呼吸法は「吐く」ことをとくに意識して行ないます。息をフゥーっとゆっくり吐いていくことによって体の緊張がほぐれていきます。そして息を十分に吐ききると、自然に新鮮な空気を吸い込むことができるのです。

交感神経と副交感神経のバランスが崩れるとさまざまな病気を引き起こす原因になりますが、深く呼吸ができると、自律神経のバランスが整えられます。

たとえば、睡眠時には副交感神経が優位になり、リラックス状態になります。ところが、忙しかったりストレスがたまったりしていると、寝ている間も交感神経が優位な状態が続き熟睡できません。そうすると、疲れが取れず、体調が崩れて病気も発症しやすくなります。

丹田呼吸法は、交感神経と副交感神経の切り替えをスムーズにするので、夜になると熟睡しやすくなります。

丹田呼吸法で息を吐くことに重点を置くと、副交感神経が優位になって、心身がリラックスした状態になります。夜眠れないときや心を落ち着けたいときなどに実践してください。

また丹田呼吸法は、腹筋を使った呼吸法なので、これが内臓のマッサージになり、血液循環も良好になります。

この丹田呼吸法と足心健康法を合わせて行なうと、さらに足心健康法の効果が期待できます。ぜひ足心健康法のやり方といっしょに丹田呼吸法の基本もマスターしてください。

丹田呼吸法

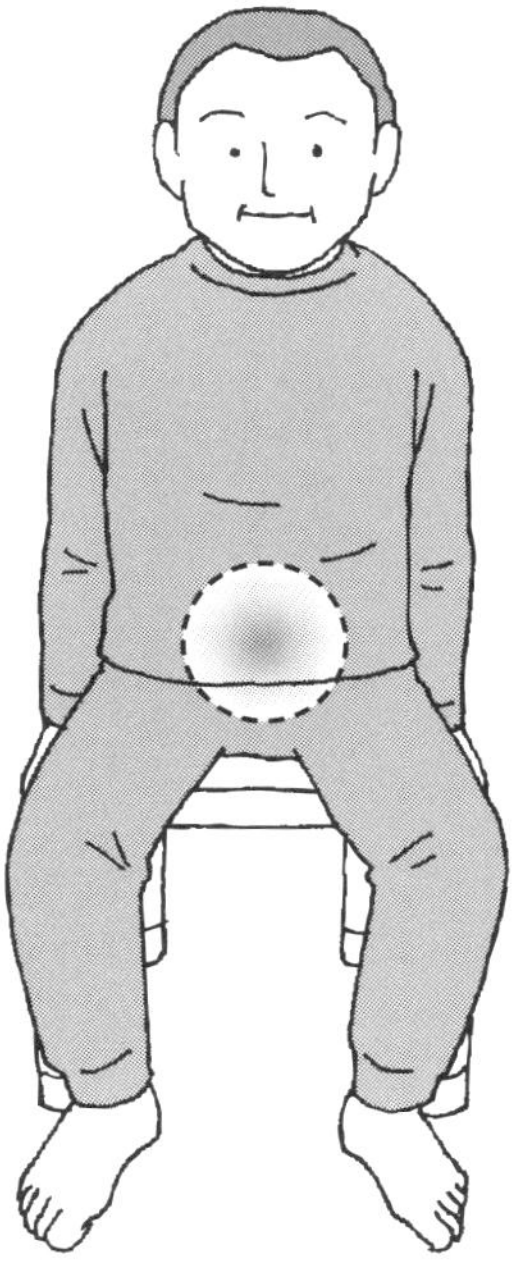

1 座っても立ってもかまわない。姿勢は自由。
肩の力を抜いて背筋を伸ばし、へその下の丹田を意識する。

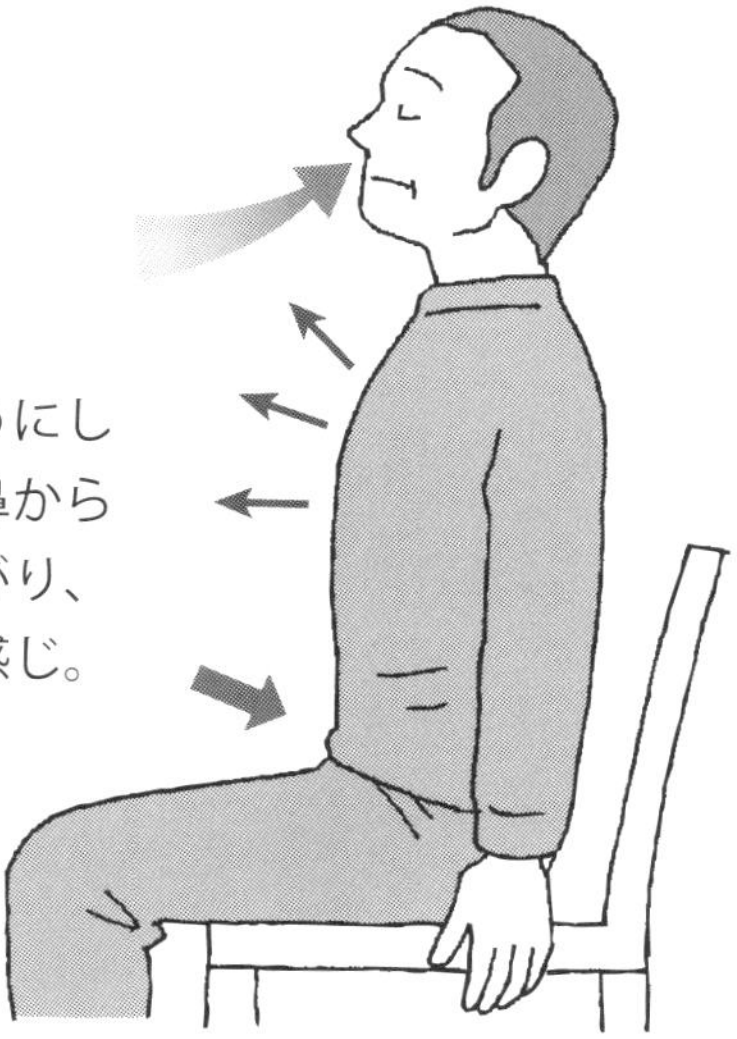

2 少し伸び上がるようにして2、3秒かけて鼻から息を吸う。胸は広がり、お腹は少しへこむ感じ。

3 上半身を前に曲げ、下腹部をわずかに前へ出すイメージで、4、5秒かけて鼻から息を吐く。
吐くときに気がへその下に流れ込むようなイメージをもつ。

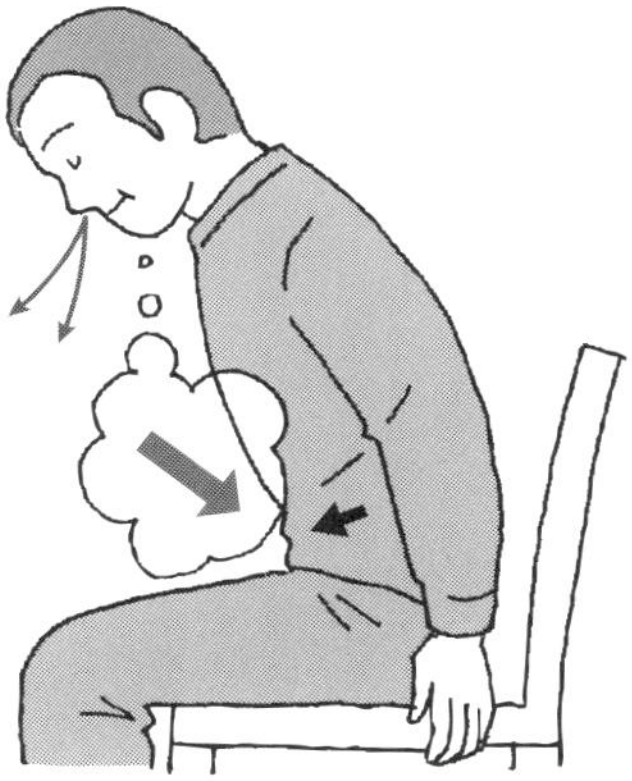

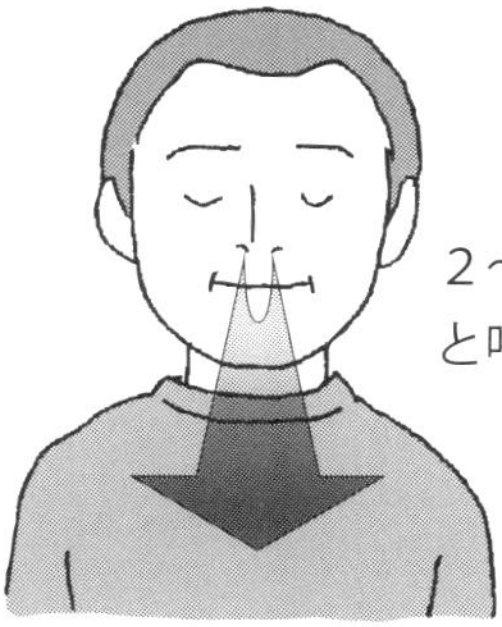

2～3分ゆっくりと呼吸する。

ポイント

息を吐ききると、次は体を起こすだけで自然と息が入ってくるようになります。
上半身を骨盤に向けて落とすようにして、息を吐くというより鼻から漏らすように心がけます。

▽お風呂あがりが効果的

一家団らんのとき、夫婦や親子、家族の間でお互いほぐし合えるのが足心健康法の良さといえます。なかでもお風呂あがりのほぐしがもっとも効果的です。

温泉には病気を治すさまざまな効能があり、湯治という言葉もあります。温泉に入るとさまざまな病気がよくなるのは、体を温める効果とともに、温泉水に溶け込んでいるいろいろな鉱石成分（泉質）が主に皮膚から吸収され、それが効果や効能を発揮するからです。

家庭のお風呂は水道水を沸かしていますから、鉱石成分による効果、効能は得られませんが、家庭のお風呂にも良いところはいくつもあります。

まず、温泉と同じく温熱効果があります。体を温めることによって血管が広がるので、血行がよくなり、たまった老廃物の排泄を促してくれます。

水圧効果も見逃せません。お風呂につかると体の表面に水圧がかかり、それが血管やリンパ系を刺激して、血液やリンパ液の流れを促します。

ただし、心臓の弱い人は水圧に気をつけてください。肩までお湯につかると心臓に数百キロの水圧がかかるといわれています。心臓への負担を軽くするためには胸から下だけお湯につかる半身浴がいいでしょう。手が自由に使えますから、お風呂につかりながら読書などもできます。

次は浮力効果です。お湯につかることで浮力によって体が浮き、緊張していた筋肉がゆるみます。

スーパー銭湯やサウナなどに行くとマッサージのサービスがありますが、お風呂やサウナに入る前にマッサージを受ける人はいません。

足心健康法でも同じです。お風呂あがりは血行がよくなり、筋肉もやわらかくなっています。ほぐしを受ける側は準備万全です。

受ける側の筋肉がやわらかくなっていると、ほぐす側の負担が軽くなります。お風呂あがりは、ほぐす側にとってもほぐされる側にとっても効果的な時間帯といえるでしょう。

▽水分補給は忘れずに

ほぐしを受けるのはお風呂あがりが最適だと述べました。ただし、脱水症状には気をつけなければなりません。

入浴したことで汗をかきます。ほぐしを受けて筋肉がやわらかくなれば、血行や代謝が促進されますから、さらに汗をかくことになるでしょう。加えて晩酌でもしていれば、アルコールによる脱水も加わりますから、脱水状態はさらに強まります。

そこでほぐしを受ける前後は水分補給を忘れてはいけません。ほぐされると心身ともにリラックスしますから、そのまま寝てしまいたくなるかもしれませんが、必ずコップ1杯の水を飲むようにしてください。

私たちは寝ている間にも汗をかきます。その量は個人差がありますし、季節によっても異なりますが、多い人なら600ccを超えることもあるようです。

ひと晩であまり多量の汗をかくと、脱水症状になることもあります。こむら返りなどはその典型的な症状です。激痛で飛び起きる人もいるほどですから、普段から夜中に筋肉がつりやすい人は水分補給に気をつけなければなりません。

とくに足心健康法でほぐしを受けたあとは、普通より汗をかく量が多くなる可能性がありますから注意してください。

血管が詰まる心筋梗塞や脳梗塞などには、いくつかの原因がありますが、血液がドロドロになっていると発症率は高まります。夜寝ている間に汗の量が多くなっても血液の濃度や粘度が高まり、ドロドロになってしまいます。寝る前に飲むコップ１杯の水は「命の水」だといっても過言ではありません。

もちろん、水道水でもかまわないのですが、とくにたくさんの汗をかく夏場は、できれば少し塩を混ぜた水かスポーツドリンクをお勧めします。

じつは汗にはナトリウムやカリウムなどの電解質が含まれていますから、汗とともにこれらの電解質も体外へ出てしまうのです。体内で重要な働きをしている電解質が不足すると体調不良のもとになります。薄い塩水やスポーツドリンクで電解質を補ってください。

足心健康法の流れ

① 魚体運動（P60〜61）

↓

② 大腿筋根を踏む（P70〜71）

↓

③ 部位別に踏む（P120〜139）

大臀筋根（P122〜123）
坐骨神経筋根（P124〜125）
足裏湧泉根（P126〜127）
縫工筋根（P128〜129）
僧帽筋根（P130〜131）
腓腹筋根（P132〜133）
硬膜調整（P134〜135）
骨盤調整（P136〜139）

↓

④ 魚体運動（P60〜61）

＋ 丹田呼吸法（P76〜77）

※①、②、④は必須、③と丹田呼吸法は余裕があれば行なう

３章

「足心健康法」
６大効果

○効果を実感しやすい「足心健康法」

肩こりや首こり、腰痛、膝痛などは筋肉が硬くなることが原因と考えられてきました。筋肉が硬くなると、筋肉の中を走る血管の流れが悪くなり、老廃物がたまってしまい、それがこりとして現れ、関節が自由に動かなくなったり、痛みが発生したりするからです。

それを解消するには筋肉をほぐすことが何より大事です。これは洋の東西を問いません。整形外科をはじめとして、鍼灸やあんま、マッサージ、指圧なども考え方は同じです。

ここである「対決」のエピソードをご紹介しましょう。

ある大学の付属病院で患者さんを15人ずつのグループに分けて、ひとつのグループを私が、もう一方のグループを同大学付属病院の医師が治療し、治療後に患者さんから感想を聞き取るという実験を行ないました。患者さんの話を聞いたのは同病院の院長です。

その結果、大学病院の医師が治療した中で「効果があった」との感想を述べた患者さんは15人中6人、私のほうはなんと15人中13人でした。

お医者さんの中には科学的な証拠を求める人がいます。ところが、患者さんにしてみれば、それはあまり関係ありません。患者さんにとっては「治してくれる人」が何よりの名医なのです。

足心健康法は多くの人が効果を実感しやすい健康法です。筋肉のこりをほぐすには、「広く」「深く」「力強く」揉んであげることが必要だということは先述しました。それには足で踏むのが最適なのです。硬くなった筋肉をほぐすのが足心健康法の基本です。

足心健康法により体にさまざまな効果が現れるのですが、とくに顕著な6つの効果を見ていくことにしましょう。

効果その1

冷えを解消する

体の冷えや低体温がさまざまな不調や病気の原因になっていることがわかってきました。街の書店へ行けば、冷えに関する多くの書籍が置いてあるはずです。

たしかに私たちは体が冷えるような生活を送っていますし、事実、体は冷えています。欧米化された生活スタイルが最大の原因でしょう。

まず、お風呂にじっくりつからなくなりました。なかにはシャワーで済ませる人もいます。夏はエアコンの効いた部屋で1日中過ごしていますから、体は自然と冷えますし、汗をかくことがなくなりました。汗は体温を調節するうえでとても大切です。

女性は薄着になり、おへそを出している人も見かけます。おしゃれを気にするあまり、冬でも厚着や腹巻きなどをしなくなりました。

体が作り出す熱を体全体に運んでいるのが血液です。ところが、肉や油を中心とした食事で血液がドロドロになると、体の隅々まで熱が届かなくなります。冷え症になり、手や足の先が冷たくなるのはこのためです。

私たちが飲んでいる薬は化学物質から出来ています。毎日、かなりの種類の薬を飲んでいる人もいます。こうした薬も体を冷やすひとつの原因になっています。

これまで冷えは女性特有の病気とされてきました。体の中で熱を作り出している筋肉の量が男性に比べて女性はどうしても少なく、しかも運動しないと硬くなっているからです。

ところが最近は、男性にも冷えが増えています。欧米化した生活習慣に加えて、運動不足によって筋肉の量が落ち、しかも硬くなっていることも冷えに拍車をかけているようです。男性は女性より冷えの自覚が少ないだけ、かえって厄介かもしれません。ちなみに、高齢者は男女を問わず、筋肉量が減ってくるので、体が冷えやすいのです。

足心健康法による最大のポイントが、硬くなった筋肉をほぐすことです。それにより筋肉の中を通る血液の流れがよくなります。その結果、熱が全身に運ばれ、体が温かくなり、体温が上昇するわけです。それが冷えを解消し、冷えによるさまざまな病気を予防、改善することにもつながります。

Column

足先の冷えのために眠れなかった人が快眠を手に入れた

ある会社の事務員のSさん（女性・35歳）は、夏だというのに膝に毛布をかけていました。極度の冷え症で、会社でも自宅でも毛布が離せません。手や足の先はとくに冷たく、冬になると冷たくて眠れないこともしばしばあるといいます。

そこで私のところへ通うことになりました。何度かほぐしを受けるうちに、だんだんと手足の先が温かくなってきました。

体で作られる熱は血液によって全身に運ばれますが、体の末端の毛細血管が広がらないと、手や足の先まで熱は届きません。冷えを抱えている人の中でも、手足の先が冷たくなる人は、この毛細血管の広がりが十分ではないのです。Sさんもそうだったのでしょう。足心健康法によって全身の血行がよくなり、毛細血管が広がるとともに手足の先まで熱が届くようになったのです。今では冬でも足先が冷たくなることはなく、ぐっすりと眠れるようになりました。

効果その2　免疫力を高める

私たちのまわりには無数の細菌やウイルスがいて、常に体内へ入り込んできます。私たちの体の中にはこれらの異物と戦う免疫細胞があります。免疫細胞は血液やリンパ液の中で活動していますから、もし細菌やウイルスなどの異物が侵入すると、血管やリンパ系を通じて現場に急行します。このとき免疫細胞が素早く駆けつけられるようにするには、血液やリンパ液の流れをスムーズにしておかなければなりません。

免疫細胞が敵のもとへたどり着く時間が速くなればなるほど、免疫力は高まることになるのです。

そのためにリンパ節が集中する足の付け根（大腿筋根）を踏んでほぐします。ここをほぐすことでリンパ液の流れはよくなります。

そして次に太ももの内側をほぐします。太ももの筋肉は体の中でもっとも大きな筋肉のひとつで、ここには太い動脈が走っています。大きな筋肉ですから、足で踏むのが最適です。この筋肉をほぐすと、その動脈の流れがよくなり、全身の血行も改善されます。これらの結果、免疫力は高まるのです。

血流がよくなると熱が全身に運ばれ体温も上がります。じつは、体温が上がれば免疫力も高まります。このことを最初に提唱したのは、免疫学の第一人者である安保徹新潟大学名誉教授です。安保先生が書いた体温と免疫の本はベストセラーになっています。

では、なぜ体温が上がると免疫力が高まるのでしょうか。

たとえば、冬場に寒い外へ出ると、体温が下がり血管は収縮しますが、お風呂に入り体温が上がると血管は逆に広がります。血管が収縮して細くなると血液は流れにくくなり、広がれば流れやすくなるのはごく自然なことです。体温が上がると、末端の毛細血管も広がるので、血液が全身に行き渡り、免疫力が高まります。

ちなみに、体温が1度上がれば、免疫力は5～6倍になり、逆に1度下がれば、約30パーセント落ちるといわれています。

Column

虚弱体質だった人が風邪をひかなくなった

近所に住んでいるTさん（男性・62歳）は、小柄で痩せています。若いころから体が弱く、いわゆる虚弱体質でした。「関節が痛い」と言って私のところによく来ていました。

関節痛の原因は関節付近の筋肉にあります。この筋肉が硬くなると、どうしても関節の動きが悪くなり、可動域も狭くなって痛みを発生させやすいのです。ときには、関節を構成する骨と骨が直接接触することで痛みが発生することもあります。そこで関節付近の筋肉を重点的に足で踏んでほぐしていました。

じつは、Tさんは頻繁に風邪をひいているようでした。ところが、私のところに通って数カ月もたつと、風邪をひかなくなりました。

虚弱体質の人の場合、免疫力が低下していることも多く、Tさんの場合、足心健康法によって冷えが解消され、免疫力が高まったことで風邪をひかなくなったのでしょう。関節痛もなくなりました。

効果その3　デトックス効果が高まる

足心健康法にはデトックス効果もあります。デトックスとは、体内にたまった老廃物や毒素を体外へ排出することです。実際には便や尿、息、汗などとして排出されます。

体の中では常に新しい細胞が再生されたり、熱が生み出されたりと、さまざまな生命活動が行なわれています。そのために使われる材料で不要になったものは、老廃物として体外に排出されます。便や尿として、吐いた息として、汗としてといったふうに排出されることで老廃物は体内に残らないようになっています。

ところが、この老廃物排出のシステムがうまくいかないと、さまざまな不調や病気が起こります。

腸には100種類、100兆個もの細菌が棲息しているといわれています。腸内細菌は善玉菌と悪玉菌、さらにどちらにも変化する日和見菌に分かれており、健康を維持するにはこれらのバランスが大切です。もしバランスが崩れると、病気や体の不調につながるからです。

日本人の食生活は欧米化され、肉や油の摂取量が増えてきました。肉食中心の食事、喫煙、ストレスなどは悪玉菌を増やし、腸内細菌のバランスを崩す最大の原因です。

食生活の変化で便秘の人も増えています。腸内に便がとどまると、その環境をもっとも好むのが悪玉菌です。その悪玉菌から出る毒素が腸の中に充満すると、毒素が血液に入り込み全身をめぐります。便秘を解消して、腸の中から毒素を一掃することは健康や美容のために欠かせません。

じつは、老廃物排出の重要な担い手は血液です。血液は各細胞から出た老廃物を回収し、便や尿、息、汗などとして排出しているのです。ですから、そのためには全身の血流がスムーズでなければなりません。足心健康法で血流がよくなると、全身の細胞から老廃物がうまく回収され、体外へ捨て去ることができます。

足心健康法を実践した人たちの多くは、「体がポカポカする」「汗が出る」と言います。デトックス機能が高まった証拠です。

私たちのまわりにはさまざまな有害物質があり、それらに囲まれて暮らしています。ダイオキシンなど環境ホルモンと呼ばれる化学物質が私たちの体を汚染していることも指摘されています。

そうした化学物質はできるだけ体外へ排出しなければなりません。その多くは尿や便に混じって体外へ出ていきますが、体毛の根元にある皮脂腺から出る汗には、尿などでは排出できない有害物質が溶け込んでいます。

ですから、デトックスの基本は、腸内環境をきれいにすること、血液の流れをよくすること、汗をかくことの3つです。足心健康法はこれらの効果を同時にもたらしてくれます。

Column

便秘に悩む女性がトイレに駆け込んだ

私は全国各地で講習会を開いてきました。その場で何人かの人をほぐしてあげています。足心健康法を理解するためには、言葉で説明するよりも、実際に体験してもらったほうが早いからです。

その日も講習会に参加した女性を相手にデモンストレーションをしていました。その女性はひどい便秘に悩まされており、もう何日も便通がないといいます。早速、足の裏を使って下腹部を中心にほぐしていたところ、「先生、ちょ、ちょっと待ってください」と言って走ってどこかへ行ってしまいました。

後で聞くと、トイレに駆け込んだといいます。下腹部をほぐすだけで、すぐにお通じがよくなることもあるのです。

ただし、下腹部を踏むときは注意をしなければなりません。微妙な力加減が必要だからです。ご家庭でやるときは控えてください。

効果その4 内臓が活性化する

人間と動物の違いはいろいろありますが、やはり二本の足で歩くことは人間の最大の特徴でしょう。地球上の他の動物で常時二足歩行するものはいません。二足歩行を始めたことにより人間は万物の長になったといえます。何より脳が大きくなり、高い知能を手に入れました。自由になった手で、道具を使えるようにもなりました。

ところが、その代価として体は大きな負担を抱えることになりました。大きく重くなった頭を支えるために首や肩に、そして上体を支えるために腰や膝に負荷がかかり、肩や首のこり、腰痛、膝痛に悩まされるようになったのです。

さらに、二足歩行をすることで内臓は下に下がりやすくなりました。すべての人の内臓が下がっているわけではありませんが、筋肉や脂肪が減っていると、内臓は下がる傾向があります。

内臓下垂になると、下腹がぽっこりして見栄えもよくないですし、腸が押しつぶされる分、血流が悪くなります。そうなると、腸の機能が落ちて便秘の原因になることもあります。

胃下垂も内臓下垂のひとつの症状です。胃下垂になると食べたものが胃の中に長時間とどまります。胃は何とか消化を促そうとして多量の胃酸を分泌するので、胃の壁が傷つき、胃潰瘍になることもあります。胃酸が胃から食道へ逆流して食道を傷つけ、逆流性食道炎になるケースもあります。

胃が下に垂れ下がると、胃より下にある臓器は胃の重みで圧迫されて、他の臓器も下垂します。たとえば、大腸が圧迫されると、下痢や便秘を招くこともあります。そのように内臓下垂によって、さまざまな病気が引き起こされる可能性が高くなるのです。

ですから、内臓下垂はできるだけ早く改善しなければなりません。筋肉をつけて、内臓を支えることも必要ですが、足心健康法の魚体運動も効果的です。足首を持って体を左右に振ることで、内臓が正常な位置に戻るからです。内臓の機能も活性化します。

Column

生理不順も改善、ポッコリお腹もスリムに

私の患者さんの中には冷え症に悩む人が少なくありません。たいていの人は、足心健康法によって血流が改善すると冷えも解消されます。

Kさん（女性・42歳）は冷えの他に生理不順や生理痛を抱えていました。しかも、胃下垂気味でした。そこでいつも入念に魚体運動を施していました。

胃が下がると、胃よりも下にある臓器が胃の重みで圧迫され、本来の機能が低下するとお話ししましたが、Kさんの場合、子宮が圧迫され、冷えも伴っていることから、子宮の血流が悪化して、生理不順や生理痛が起こっていたのです。

足心健康法で血流を改善するとともに、魚体運動で内臓を本来の位置に戻したところ、これらの婦人病は改善しました。それだけでなく、内臓が骨盤の中に落ち込むことで起こっていたポッコリお腹も解消しました。ポッコリお腹はダイエットだけではなかなか解消されないので、とても喜んでくれました。

効果その5

体がスリムになる

テレビの通販番組ではダイエット器具がよく紹介されています。その中にベルトが振動したり低周波を発したりするタイプのものがありますが、これらの商品は脂肪を振動、燃焼させて脂肪を減らすというメカニズムになっています。

じつは、足心健康法では脂肪を燃焼させる効果も期待できるのです。足心健康法において足で踏むのは筋肉ばかりではありません。筋肉の上に付いた脂肪も同時に踏んでいるのです。これによって脂肪を直接刺激し、燃焼させることができます。

ダイエットをするには、1日の摂取カロリーと消費カロリーの関係を知っておく必要があります。摂取カロリーとは、1日の食べ物によって得られるエネルギーのことであり、消費カロリーとは、1日に体が使うエネルギーのことです。ともに単位はカロリーで表わします。

食べて得られるエネルギーよりも使うエネルギーが少なければ、余ったエネルギーが体脂肪として体につくのは当然なことです。つまり、太るわけです。

そこでダイエットをするときは、まず摂取カロリーを減らすように努めます。低カロリーの食品を食べたり、食べる量を減らしたりします。

その一方で、消費カロリーは増やさなければなりません。そのために、消費カロリーの内訳を知っておいてください。消費カロリーには、運動によって使われる分と、安静にしていても呼吸することや心臓が動くことなどで使われる分があります。後者が基礎代謝です。

体温が上がると基礎代謝も上がり、逆に体温が下がると基礎代謝も下がります。一般的な成人男性の基礎代謝量は約１５００キロカロリーです。もし体温が1度下がれば、１日で約15グラムの体脂肪がついてしまいます。体温によって、太りやすくも痩せやすくもなるのです。

ダイエットを成功させるのは簡単ではありません。辛い食事制限や面倒な運動を続けなければならないからです。多くの人がチャレンジしては挫折するということを繰り返してきました。

ここに足心健康法を取り入れると、ダイエットの効率を高めることができます。体を痩せやすい状態に変えてくれるからです。足心健康法によって基礎代謝が上がることで、同じ運動でも、より消費カロリーが増えます。短い時間の運動でも高いダイエット効果が期待できるのです。

ほぐす側の人も、足を動かす運動になり、消費カロリーを増やすことができます。揉まれる人のダイエットを促すだけでなく、揉む側のダイエットも助ける。足心健康法だからこそできるダイエット法です。

Column

体重が減り、血圧も下がった

Bさん（男性・52歳）は典型的なメタボ体型です。血圧や悪玉コレステロール値、中性脂肪値も高く、医師からは減量するように指導されていました。ところが、仕事に忙しい毎日を送っており、食事制限も運動もなかなか続きません。

私のところへは、ひどい首こりと腰痛で来ていました。メタボから来る動脈硬化により首や腰周辺の血流が滞っているようでした。通ううちに、だんだんと症状も軽くなってきました。それと同時に、少し食事の量やカロリーに気をつけただけで、体重が落ちるようになってきたのです。

それほど厳しいダイエットをしていないので、大幅に痩せたわけではありませんが、それでも5キロほど痩せました。足心健康法により、血流がよくなり体温が上がることで、基礎代謝量がアップしたからでしょう。痩せやすい体質になったのです。

おかげで、血圧や悪玉コレステロール値、中性脂肪値も下がりました。

効果その６

肌がきれいになる

誰もが憧れる美肌。足心健康法はそのきれいな肌を手に入れる助けにもなります。肌の細胞は約28日間で古い細胞から新しい細胞へと生まれ変わります。これが肌の新陳代謝です。美容の世界ではターンオーバーと呼びますが、もしターンオーバーがうまく行なわれないと、古い細胞が残ってしまいます。この古い細胞がシワやシミの原因になる角質なのです。

角質には保湿力がないため、肌は十分に水分を保つことができません。水分が失われると肌はカサカサになります。古くなった角質はメラニン色素が蓄積しやすく、それがシミになるのです。

肌の水分を保つコラーゲンや、肌の弾力を維持するヒアルロン酸を作り出し、活性化させているのが成長ホルモンです。ところが、成長ホルモンの分泌は年齢とともに低下します。

中高年の女性の多くが、シワを解消して肌にハリをもたせようとして、コラーゲンやヒアルロン酸を含む食品やサプリメントを飲んだり食べたり、場合によっては肌に直接注入したりするのはそのためです。

さらに女性の悩みにむくみがあります。朝起きて鏡を見たら、顔やまぶたがむくんでいたというのは誰にでもよくあることです。前の晩に水分をとりすぎたり、お酒を飲んだりしてもむくみますが、それは水分の排出がうまく働いていないからです。

シミ、シワ、むくみなどの肌トラブルに共通しているのが冷えです。体が冷えると、肌の下を走る血管が収縮し、血液の流れが悪くなります。そうなると、肌の細胞は栄養分や酸素をうまく受け取れず、老廃物も回収されません。細胞が生まれ変わるターンオーバーがうまく行なわれなくなるのです。肌の血行が悪ければうっ血を起こし、眼の下に黒いクマとなって現われることもあります。

そこで足心健康法を行なうと、血流がよくなるので体温が上がります。それによりむくみが解消し、肌にもツヤが出てきます。また、ぐっすり眠れるようになりますから、睡眠中に分泌される成長ホルモンを増やすことも期待できるでしょう。

Column

肩こりがよくなり、肌もツヤツヤになった

私はよく地方をまわっているのですが、そこではさまざまな人をほぐす機会がありますす。ひどい肩こりに悩むNさん（女性・55歳）もそのひとりでした。肩こりからくる頭痛や吐き気などにも悩まされていました。

私がNさんをほぐしたのは、初めて会ったときの1回だけでしたが、それからは私の弟子が開いている治療院で治療を受けていました。

その後、Nさんに会ったとき、ビックリしました。肌がツヤツヤしているのです。「みなさんからも肌にハリが出てきたと言われます」とうれしそうに笑います。足心健康法によって肩こりが治り、よく眠れるようになったようです。

足心健康法で血流が改善すると、肌がきれいになります。また、肌にハリをもたせるコラーゲンやヒアルロン酸を産生し活性化させる成長ホルモンは睡眠中に分泌されます。足心健康法で肩こりがよくなり、ぐっすりと眠れるようになったことも肌にツヤをもたらしたのでしょう。

○「足心健康法」で自然治癒力アップ

足心健康法の6大効果について述べましたが、これらを総合すると自然治癒力がアップしたということができます。

自然治癒力という言葉を初めて使ったのは西洋医学の父といわれるヒポクラテスです。ヒポクラテスが活躍した古代ギリシャ時代以来、西洋医学ではこの考え方を伝えてきました。

たとえば、手術をして臓器や皮膚をメスで切ったとしても、傷口は自然にもと通りになります。これは人間に自然治癒力が備わっているからです。

自然治癒力については未だ完全には解明されていませんが、その重要な担い手のひとつが免疫力です。健康な人であっても1日に約5000個ものガン細胞が生まれているといわれています。ところが、すべての人がガンを発症するわけではありません。これは、体に害を及ぼすウイルスや細菌などの敵と戦う力が人間にはあるからです。それを免疫力といいます。

免疫力の中心になっているのは免疫細胞です。免疫細胞はいくつかの種類がありますが、たとえば、その中のＮＫ細胞はガン細胞を攻撃して死滅させることが明らかになっています。ＮＫ細胞は、「ナチュラル・キラー細胞」の略で、まさしくガン細胞などの敵を相手にする「殺し屋」なのです。

人間の体は、このような免疫力も含めて自然治癒力によって守られています。しかし、その力が十分に発揮できるようにするには、なるべく体のコンディションを維持しておくことが必要です。足心健康法がそのために大いに役立つことはいうまでもありません。

ふだんから足心健康法で自然治癒力が働きやすくしておくと、治療を受けたときも効果を得られやすくなります。

○寝たきりにならずいつまでも健康に

日本は世界でも有数の長寿国です。ただし、２０００年に世界保健機構（ＷＨＯ）が健康寿命という考え方を提唱したことで、現在は平均寿命よりも、健康寿命を重視するようになっています。

健康寿命とは、介護を必要とせず、自立して健康に生活できる期間のことをいいます。平均寿命から介護されていた期間を差し引いたのが健康寿命といえます。

平成22年における日本人の平均寿命は男性が79・55歳、女性が86・30歳で、これに対する健康寿命は男性が70・42歳、女性が73・62歳です。平均寿命と健康寿命の差は、男性が9・13年、女性が12・68年となっています。これだけの期間、自分自身で身のまわりのことができなくなったり、寝たきりになったりしているのです。

どうせ長生きするなら、楽しく充実した老後のほうがいいでしょう。そのためには平均寿命よりも健康寿命を伸ばすことです。

健康寿命を縮める原因はいくつかあります。脳卒中や心筋梗塞などによる重度の後遺症があると、介護なしでは生活できなくなります。認知症も悪化すればやはり同じことです。骨粗しょう症は、骨折の危険性を高めますし、寝たきりの原因の上位にあがっています。腰痛や膝痛、股関節痛なども自立した生活の邪魔になるでしょう。

脳卒中や心筋梗塞は血管が破れたり詰まったりして起こる病気です。血管が硬くボロボロになる動脈硬化を原因としています。認知症の中には脳の血流が悪くなって発症するケースもあります。

これらを予防するには、動脈硬化が悪化しないように血液の循環をよくすることです。そのために足心健康法で下半身の筋肉をほぐすことはとても効果的です。筋肉の中を通る太い動脈の流れがよくなるからです。足の筋肉がやわらかくなり、よく動かせるようになると、骨も丈夫になりますから、骨粗しょう症を予防することも可能です。

足心健康法は、とくに下半身の筋肉を揉みほぐすのに適していますから、足腰を丈夫にして健康寿命を延ばすことにも大いに役立ちます。

○4番目と5番目の腰椎がカギ

人間は脊椎動物です。脊椎とは背骨といってもいいでしょう。背骨は一本の骨からできているわけではありません。椎骨というバラバラに独立している骨が連なって背骨になっています。椎骨は上から順番に、首付近に7つの頸椎、胸付近に12個の胸椎、その下に5つの腰椎、5つの仙椎、3〜5個の尾椎が並んでいます。

それらの椎骨が直接接触しないように、その間でクッションの役割をしているのが椎間板です。

椎間板ヘルニアという病気がありますが、ヘルニアとは「体内の臓器や組織が本来あるべき位置から脱出した状態」を指します。椎骨と椎骨の間にある椎間板が外へはみ出しているのが椎間板ヘルニアです。はみ出した椎間板が神経に触れると激痛を起こします。パンとパンに挟まれたクリームが外へ飛び出しているような状態だと考えてください。

【椎骨の構造図】

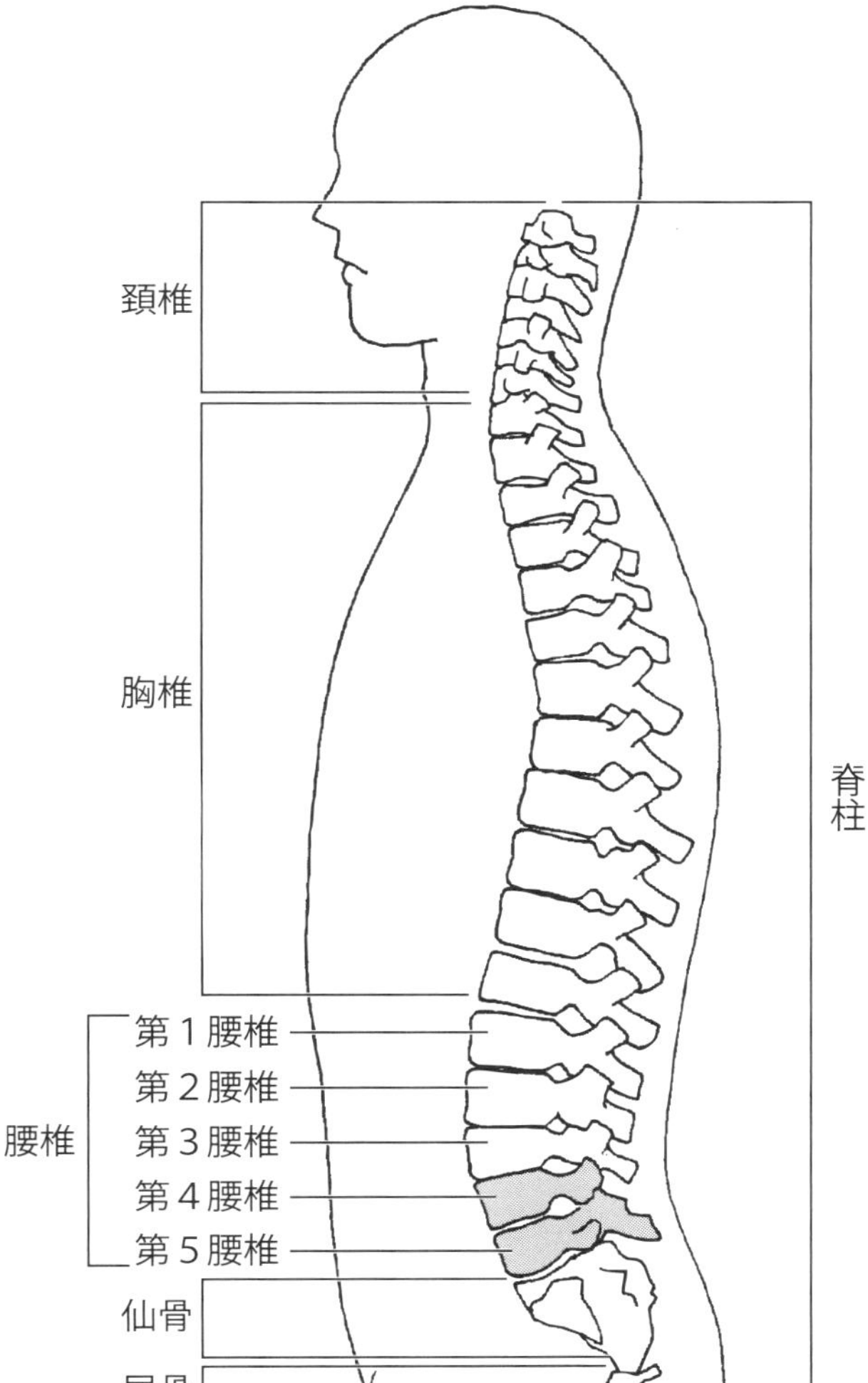

椎骨はどれも重要ですが、足心健康法では腰椎、その中でも4番目と5番目の腰椎を重視しています。

5番目の腰椎は骨盤と固定されていて、上半身の土台の役割をしていますが、これより上の椎骨は連なっているだけで安定していません。4番目と5番目の間が1度傾くだけでも、それより上の椎骨は影響を受けて大きく傾いていきます。ところが私たちはそのことに意外と気づきません。知らずしらずのうちに体が歪んで悪い姿勢になっていくのです。

これに対して筋肉は、姿勢をもとの位置に戻そうとして緊張し続けるため、硬くなってしまいます。これが筋肉の痛みによる腰痛です。筋肉が硬くなれば、関節の動きも悪くなります。これが関節の不具合から起こる腰痛です。

さらに、椎骨の間には穴が開いており、椎骨が傾けば、その中を通る神経も悪影響を受け、腰痛を引き起こします。これが神経を原因とする腰痛です。

足心健康法ではとくに4番目と5番目の腰椎のまわりの筋肉をほぐして、背骨の歪みを正常に戻します。これだけでも症状の多くは改善されるのです。

◯ふくらはぎ健康法以上の効果が期待できる

ふくらはぎをマッサージするという健康法が話題になりました。テレビでも特集番組が放送され、数多くの書籍も発行されて、一種のブームにもなりました。

ふくらはぎをマッサージすることは、なぜ体にいいのでしょうか。

私たちの体内には、心臓のポンプ作用によって血液が頭から足の先まで流れています。いったん心臓から送り出された血液は、体の各部位に酸素や栄養分を届け、老廃物を回収して再び心臓へ戻ってきます。上半身の血液は比較的簡単に心臓へ戻ってきますが、下半身の血液はそういうわけにはいきません。成人の場合、足から心臓までの高さは1メートルほどありますから、重力に逆らって上がってこなければならないからです。

そこに運動不足や体の冷え、ドロドロの血液といった状態が重なると、血液の流れはぐっと悪くなります。その状態で血液を全身に届けようとすると、心臓はさらに強い力で血液を押し出さなければなりません。

ところが、血液が強い勢いで押し出されると、血圧が高くなり血管を傷つけます。しかも高血圧は、動脈硬化の最大の原因です。動脈硬化が脳卒中や心筋梗塞といった怖い病気を引き起こすことはよく知られているとおりです。

こうした事態を防ぐには、何より全身の血行をよくする必要があるのですが、そのカギとなるのが下半身です。もともと足の筋肉には伸び縮みすることによって血液を絞り出す働きがあります。乳搾りに似ていることから「ミルキングアクション」とも呼ばれています。このような働きをしているふくらはぎは、まさしく「第二の心臓」ともいえます。

その意味では、ふくらはぎ健康法は、ふくらはぎをマッサージすることで「第二の心臓」の働きを助けているのです。

足心健康法は、ふくらはぎを手で揉むのではなく足で踏みます。それによって、ふくらはぎを大きく包み込むようにして筋肉をほぐすことができます。ふくらはぎ健康法と同じ、いやそれ以上の効果が期待できます。

Column

長年高かった血糖値が下がった

日本の糖尿病患者およびその予備軍の合計は、2000万人を超えるといわれています。糖尿病は膵臓から分泌されるインスリンに異常が起こる病気です。

糖尿病と診断されてから数年がたっていたYさん（男性・48歳）は、食事療法や運動療法もままならず、そろそろインスリン注射を考えなければならないという状況でした。

ふくらはぎには膵臓と関係のある腓腹筋《ひふくきん》という筋肉があります。それで、足心健康法では、膵臓に問題があるときは、腓腹筋をほぐすことにしています。Yさんの場合も腓腹筋を重点的にほぐしたところ、血糖値が下がってきました。腓腹筋をほぐすことで末期の膵臓がん患者が抱える痛みを取り除いたこともあります。

【腓腹筋の位置】

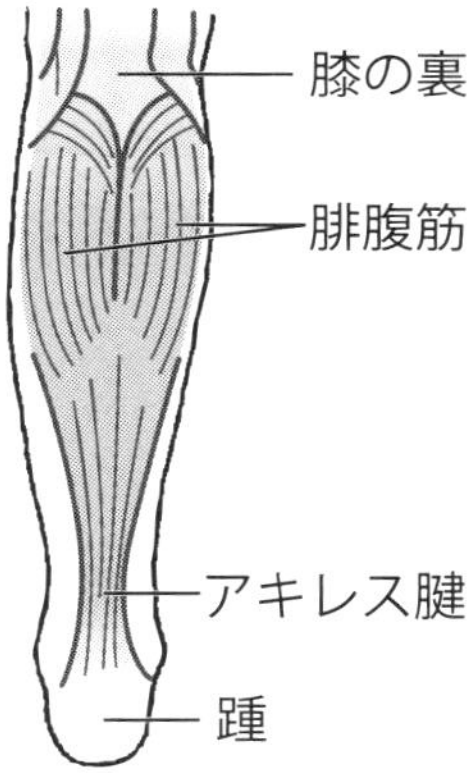

４章

もっと実践！
「足心健康法」

足心健康法は、人間の心身全体をみる統合医療のひとつです。症状の緩和や解消を主とする対症療法とは一線を画しています。また、このボタンを押せばこのような効果が現われるという西洋医学のような説明も簡単にはできません。

ほぐす部位やほぐし方と、それに適応する症状をあげておきますが、私の長年の経験から目安としているものです。

軽度の肩こりや首こり、腰痛、膝痛などは、足の付け根をほぐすだけでも一定の効果があります。どの部位をほぐし、どのほぐし方を用いるかはみなさんの体調に応じて選び、組み合わせてください。

ここで紹介するのは、足心健康法のなかでも基礎的なものです。そんなに難しい内容ではありませんので、気軽に取り組んでください。ただし、足の置く位置と強さには気をつけて行なってください。

足心健康法は2人で行なう健康法です。揉む人も揉まれる人も感謝の気持ちをもって同じ時間を過ごしてください。そして、家族で、友人で、恋人同士で健康になっていただければと思います。

足心健康法部位別対応表

部位	関係筋肉（部位）	適応症状
大腿筋根《だいたいきんこん》 ※P120	大腿二頭筋、薄筋	高・低血圧、腎臓機能低下、大腸ぜん動運動低下
大臀筋根《だいでんきんこん》 ※P122	大臀筋、中臀筋、梨状筋	下半身の衰え、ぼうこう炎、冷え症、生理不順
坐骨神経筋根《ざこつしんけいきんこん》 ※P124	半腱様筋、膝窩《しっか》筋	坐骨神経痛、腰痛、膝痛
足裏湧泉筋根《あしうらゆうせんきんこん》 ※P126	足底筋、アキレス腱	慢性疲労、不眠、自律神経失調症
縫工筋根《ほうこうきんこん》 ※P128	大腿筋膜張筋	糖尿病、膵臓機能低下、インスリン産生低下
僧帽筋根《そうぼうきんこん》 ※P130	上部僧帽筋、中下部僧帽筋	肩こり、四十肩、五十肩、肝臓機能低下
腓腹筋根《ひふくきんこん》 ※P132	ヒラメ筋、腓腹筋、腓骨筋	胃潰瘍、胃痛、十二指腸潰瘍、糖尿病、膵臓機能低下
硬膜調整《こうまくちょうせい》 ※P134	くも膜、軟膜、硬膜	片頭痛、肩こり、車酔い
骨盤調整《こつばんちょうせい》 ※P136	大腿筋膜張筋、中臀筋	腰痛、歩行困難、パーキンソン病

大腿筋根

基本効果…内臓全体の働きをよくする

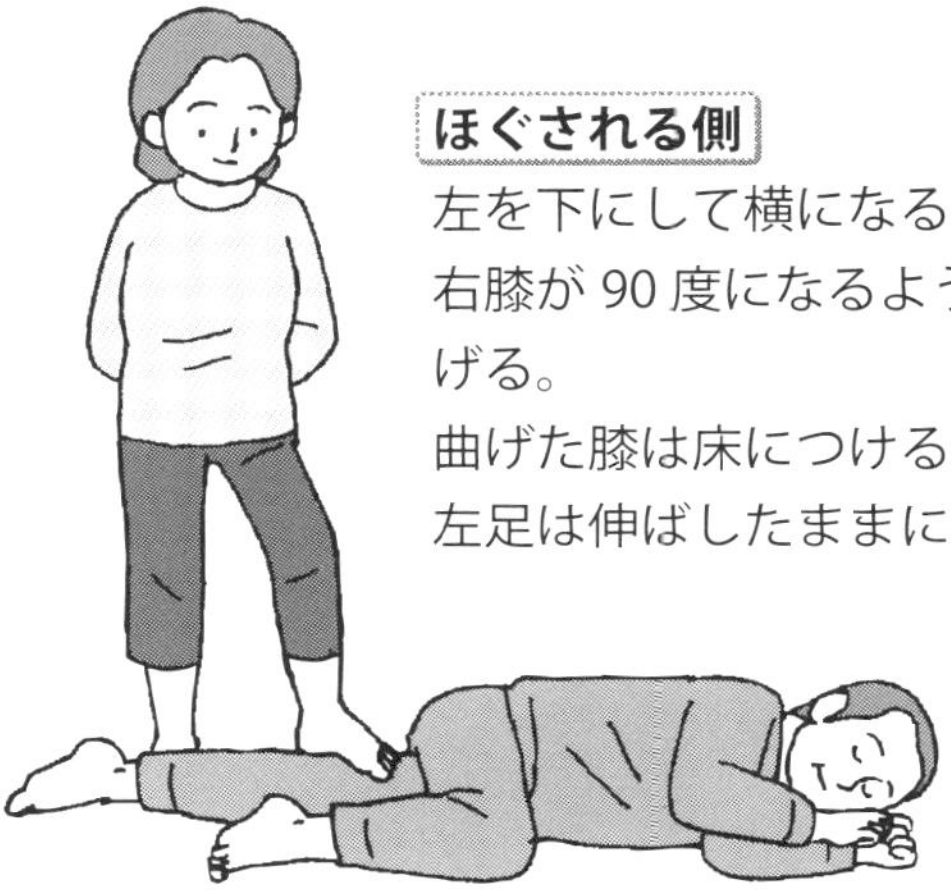

ほぐされる側

左を下にして横になる。
右膝が 90 度になるように曲げる。
曲げた膝は床につける。
左足は伸ばしたままにする。

ほぐす側

1 相手の伸ばした左足の横に立つ。体は相手のほうに向ける。

2 相手の左足の付け根に自分の左足の足心部分（土踏まず）をまっすぐ当てる。

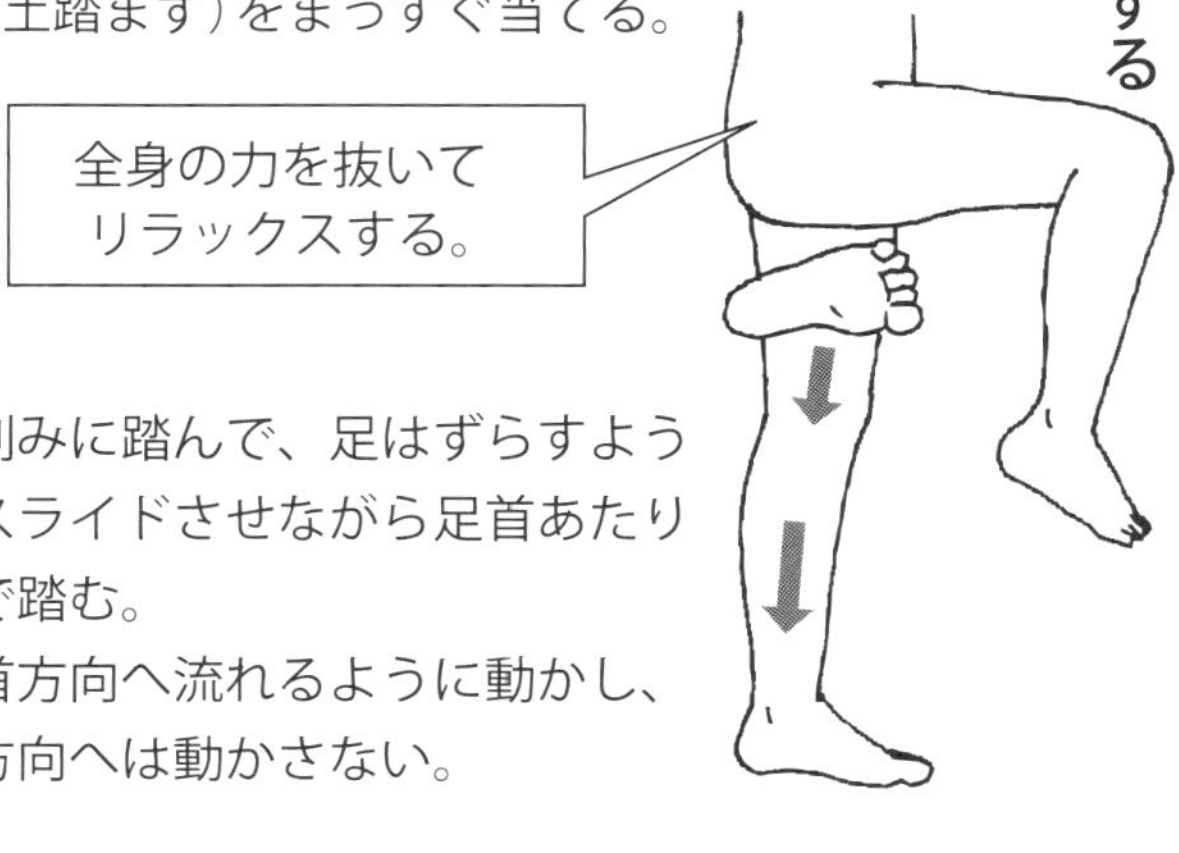

小刻みに踏んで、足はずらすようにスライドさせながら足首あたりまで踏む。
足首方向へ流れるように動かし、逆方向へは動かさない。

ポイント

膝関節は絶対踏んではいけません。
太ももの内側は陰の部分なので、強く踏まないようにします。
膝下の部分は、太もものときの半分くらいの力で踏みます。

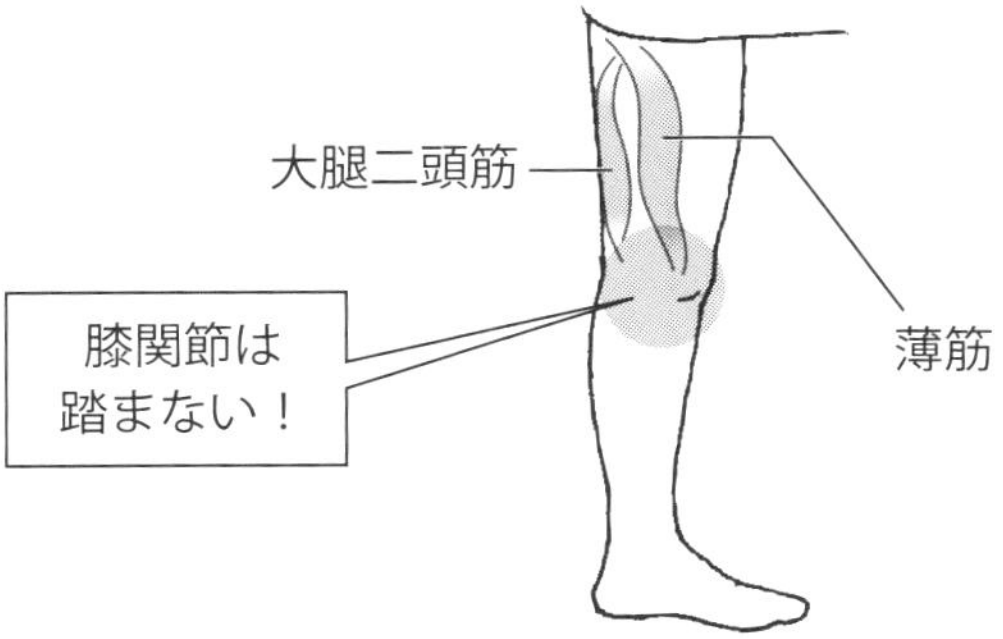

3 一通り終わったら相手に逆向きになってもらい、右足も同じように行なう。

4 相手の右足を踏むときは右足で、左足を踏むときは左足で踏む。

5～10分が目安。

大臀筋根　基本効果…ストレス解消

ほぐす側

1 相手の尾てい骨を起点にして半身（約45度）に立つ。

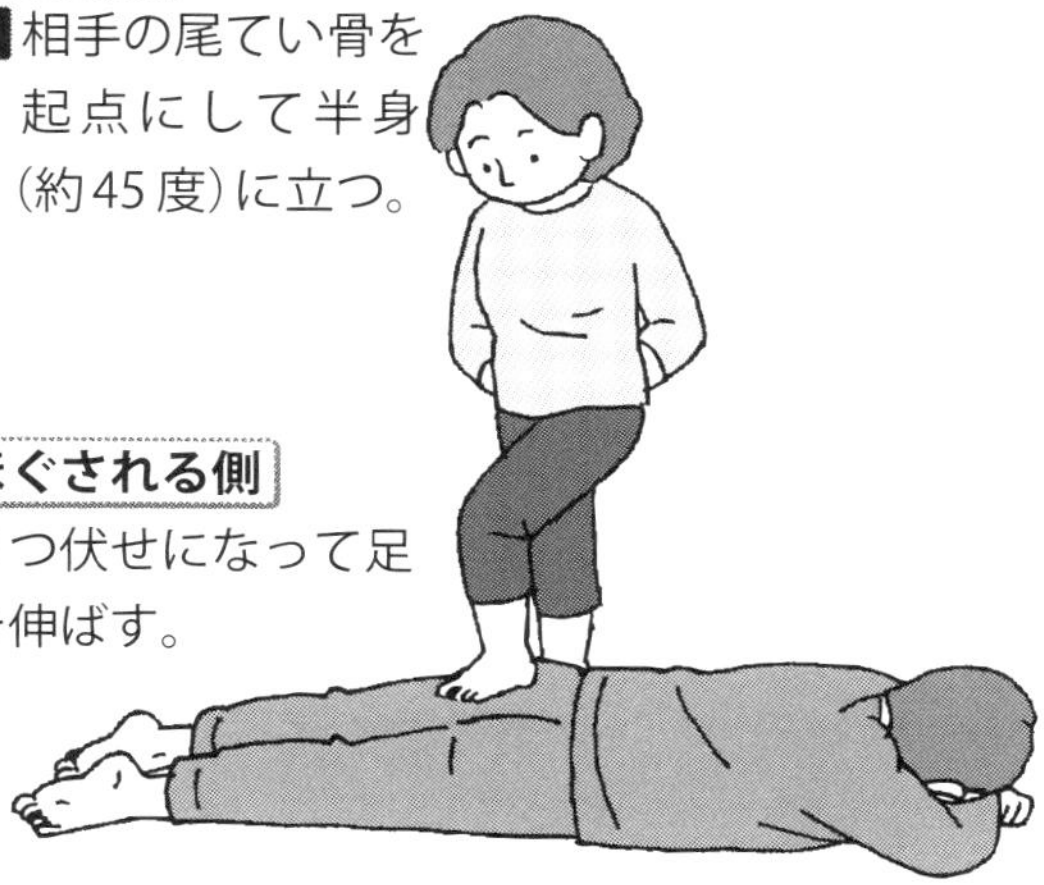

ほぐされる側

うつ伏せになって足を伸ばす。

2 尾骨に親指を合わせて1、2、3の順で押すように踏む。尾骨が扇の要のようになる。

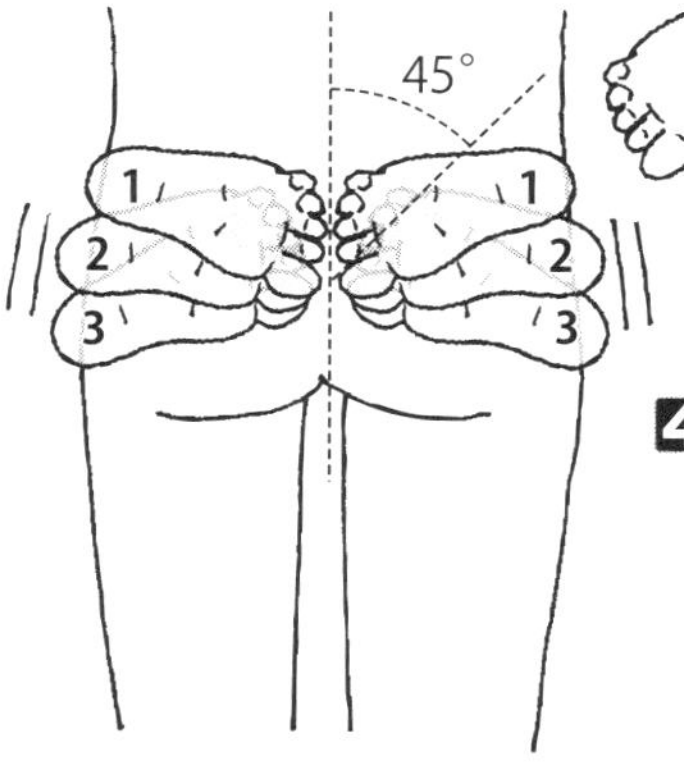

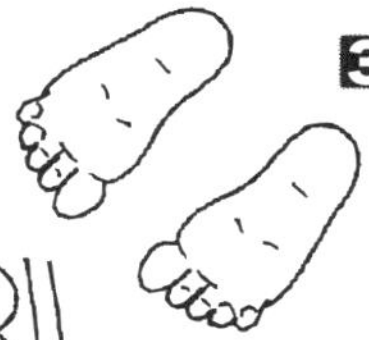

3 押しながら踵を使って相手の骨盤を揺する。

4 相手の右の臀部は右側に立って右足で、左の臀部は左側に立って左足で踏む。

5～10分が目安。

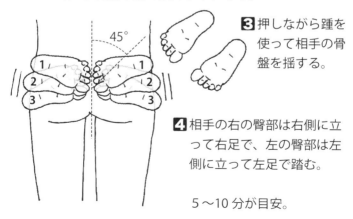

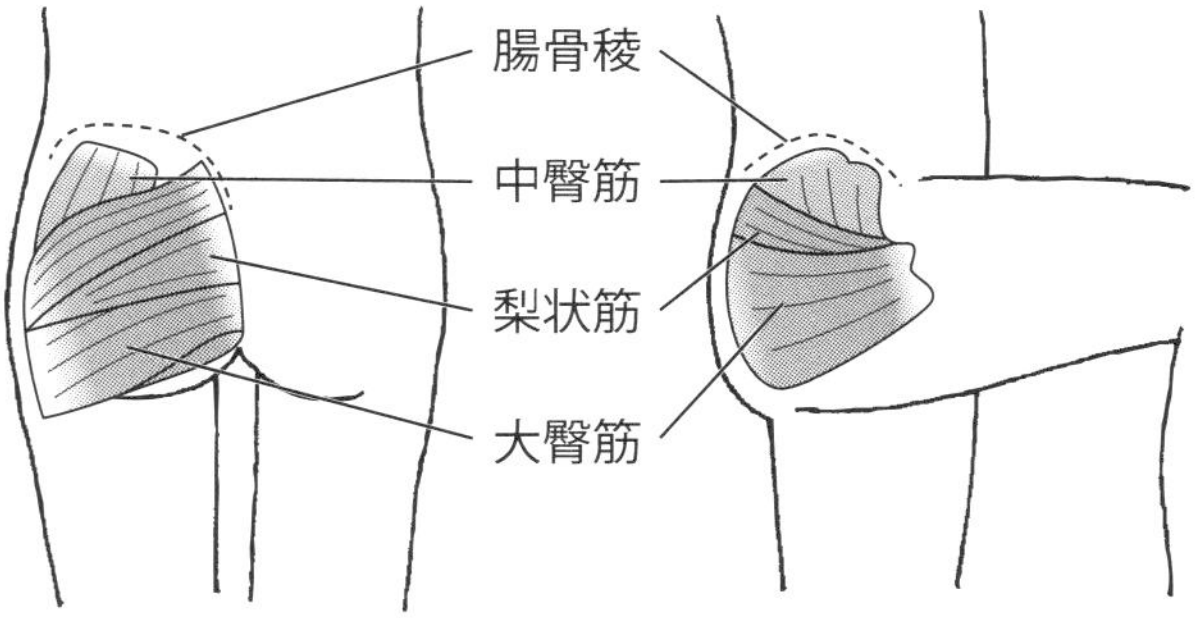

ポイント

対象となる筋肉（大臀筋、中臀筋、梨状筋）は情動筋といって、硬くなると精神に影響を及ぼします。気分のすぐれないときはこれらの筋肉をほぐしてください。

基本効果…神経痛の痛みがやわらぐ

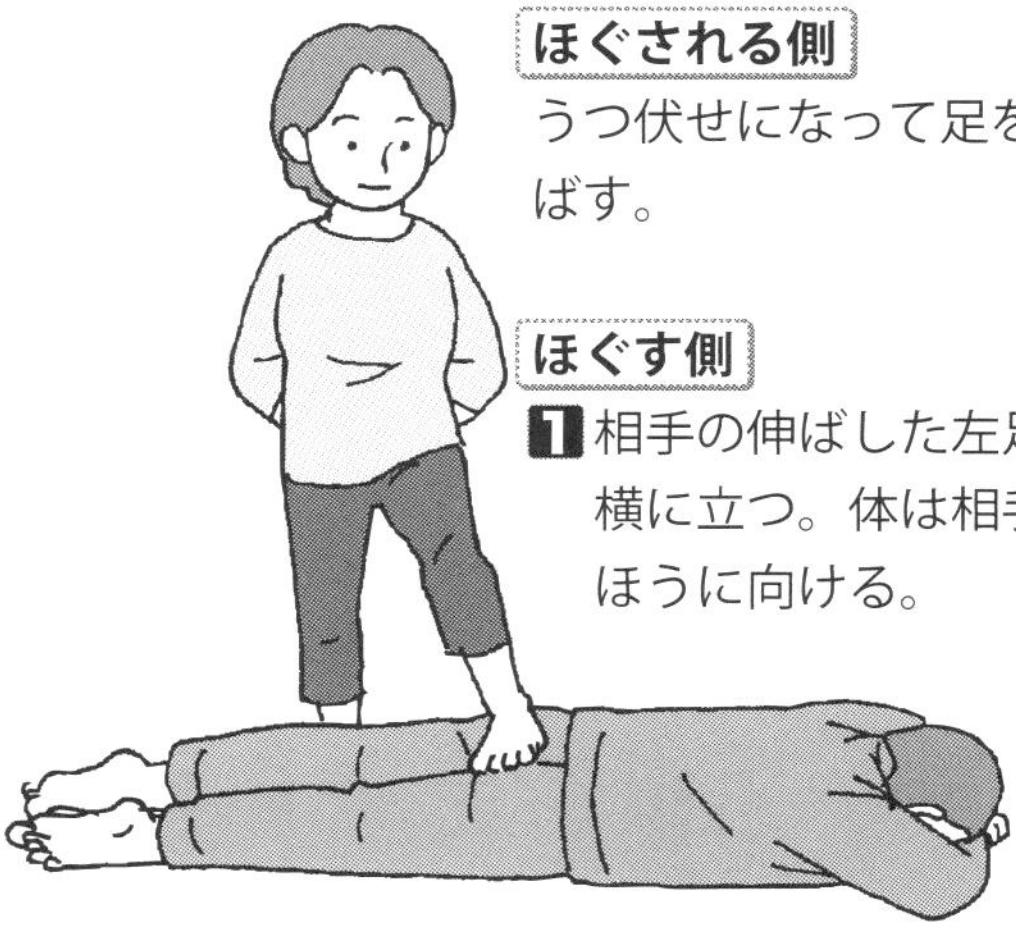

ほぐされる側

うつ伏せになって足を伸ばす。

ほぐす側

1 相手の伸ばした左足の横に立つ。体は相手のほうに向ける。

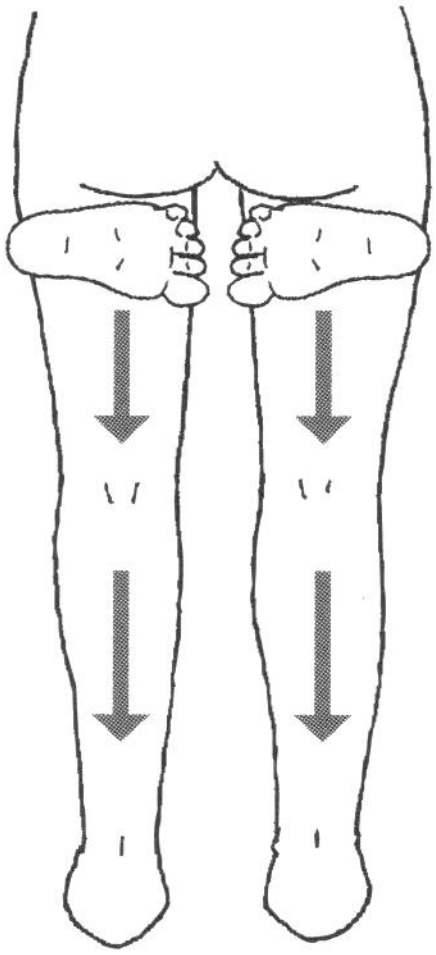

5～10分が目安。

2 左足の足心部分（土踏まず）を足の付け根に合わせて踏む。小刻みに踏んで、足はずらすようにスライドさせる。矢印の方向へ流れるように動かし、逆方向へは動かさない。

3 一通り終わったら相手の右側に移り、右足で同じように踏んでいく。

4 相手の右足は右足で、左足は左足で踏む。

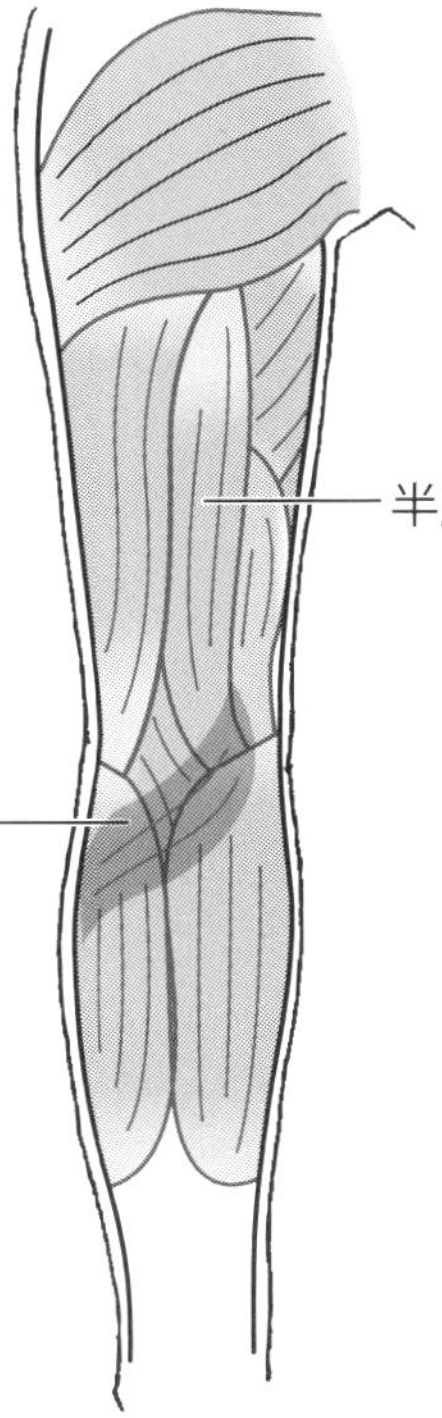

ポイント

坐骨神経筋根は、陽と陰の部分がありますから、相手の状態に応じて力の加減を変えてください。

アキレス腱はやわらかく丁寧に踏みます。

膝の裏（膝関節）は半月板を傷つける危険性を伴いますから、踏んではいけません。

基本効果…各種ホルモンの分泌力アップ

ほぐされる側

うつ伏せになって足を伸ばす。

ほぐす側

1 相手の足先に背を向けて立つ。

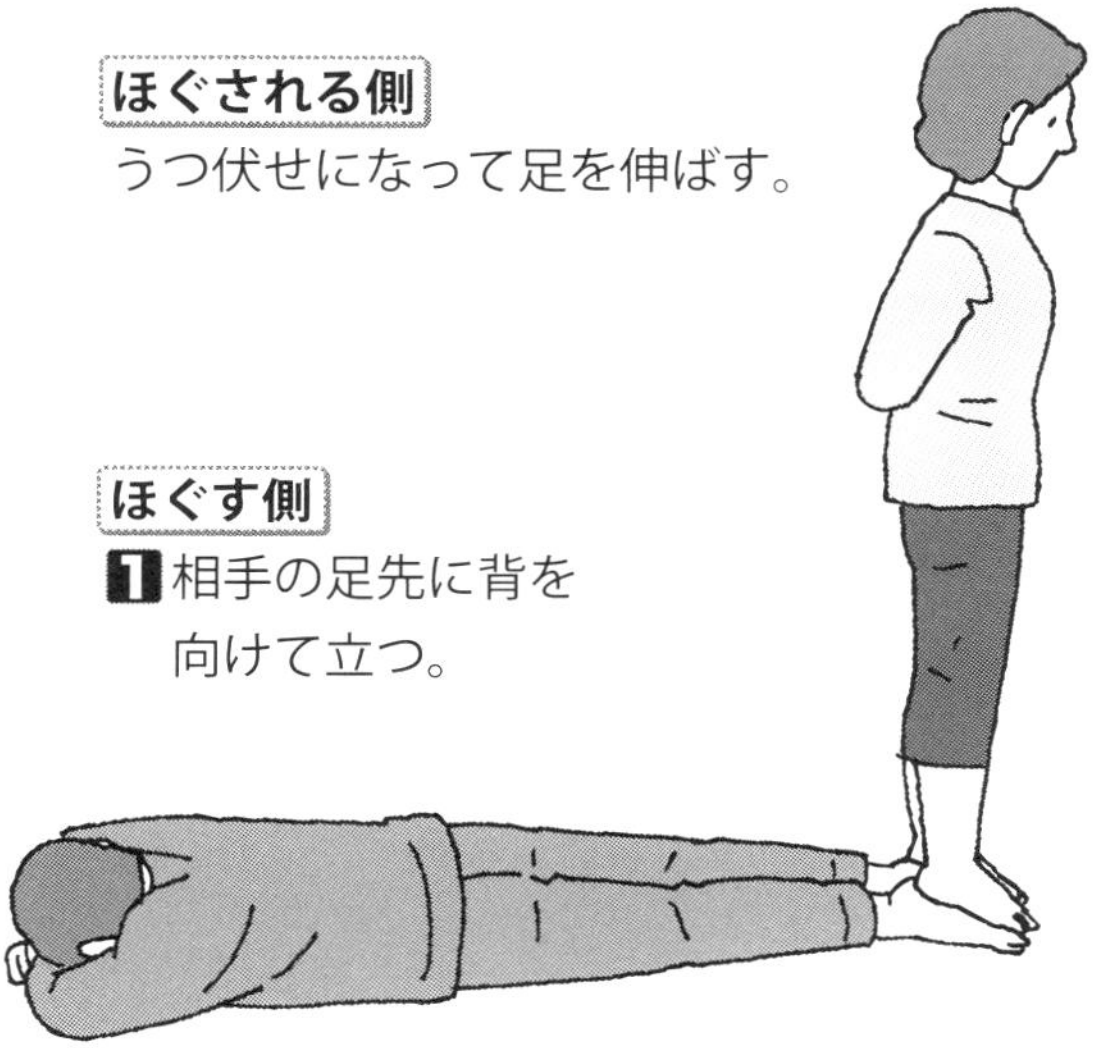

2 両足同時に踏む。足踏みするのではなく、足裏同士をつけたままつま先を開いたり閉じたりして体重を移動させるように踏む。

5～10 分が目安。

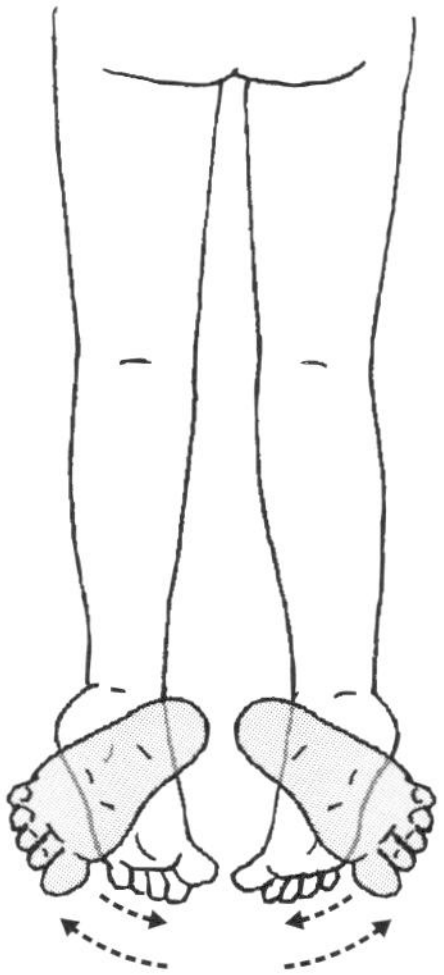

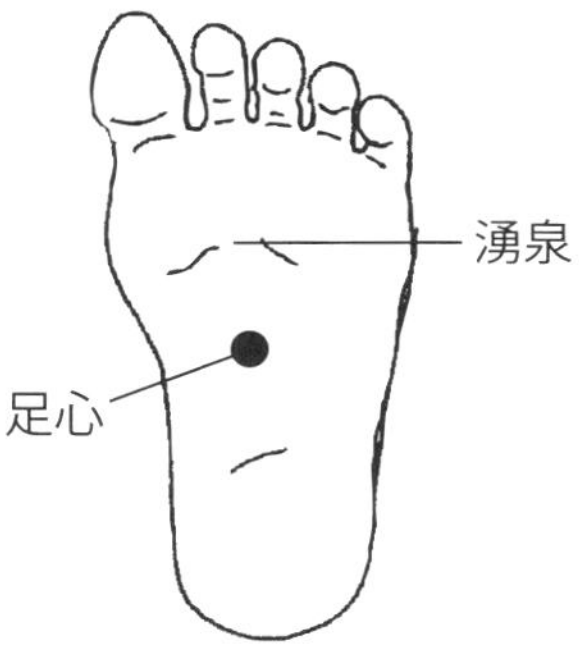

ポイント

足裏を踏むときは、踵に重心がかかりやすいですが、重心はつま先寄りにしてください。足裏には体のツボが集中しています。とくに心臓、循環器、リンパに好影響を与えます。念入りに行ないましょう。

縫工筋根

基本効果…立つ、座る、歩くが楽になる

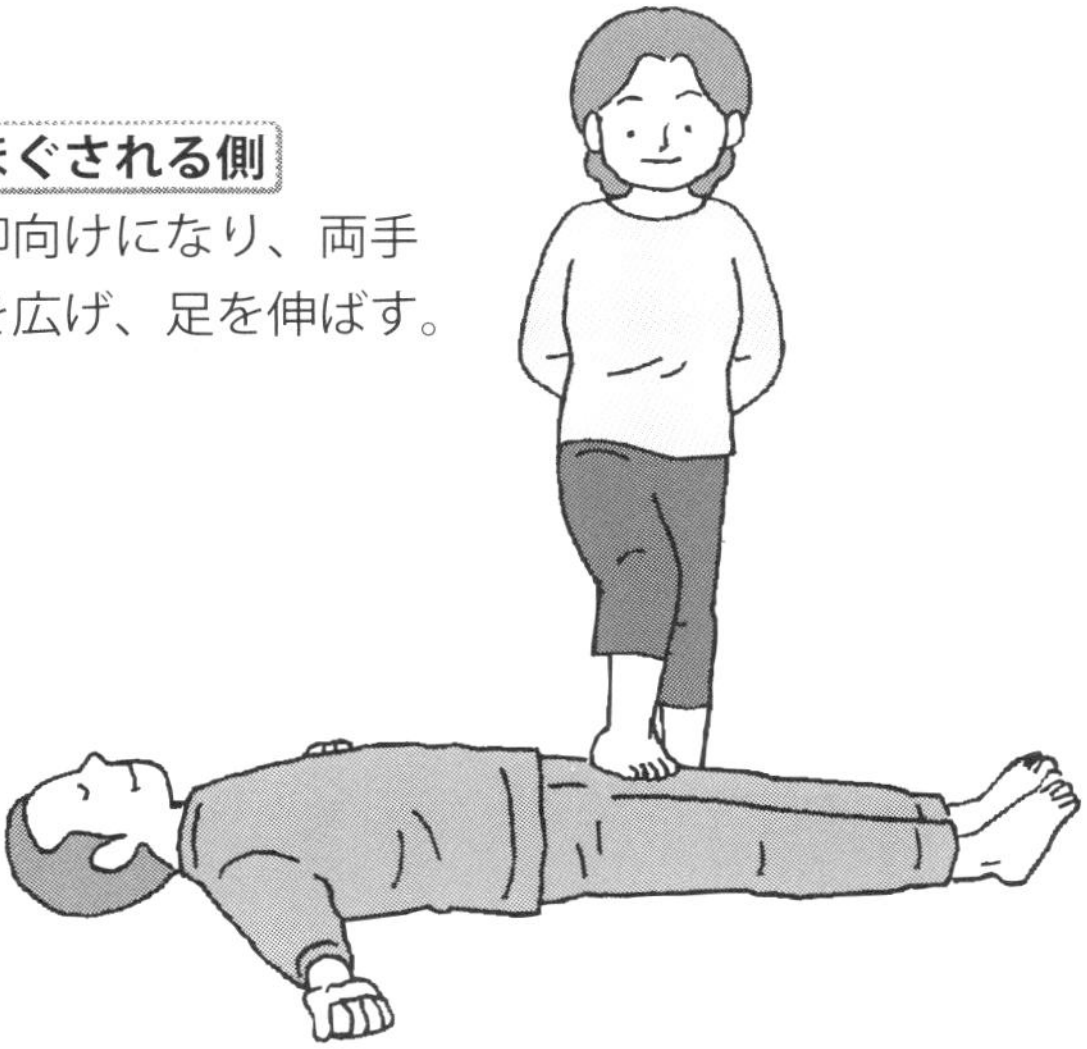

ほぐされる側

仰向けになり、両手を広げ、足を伸ばす。

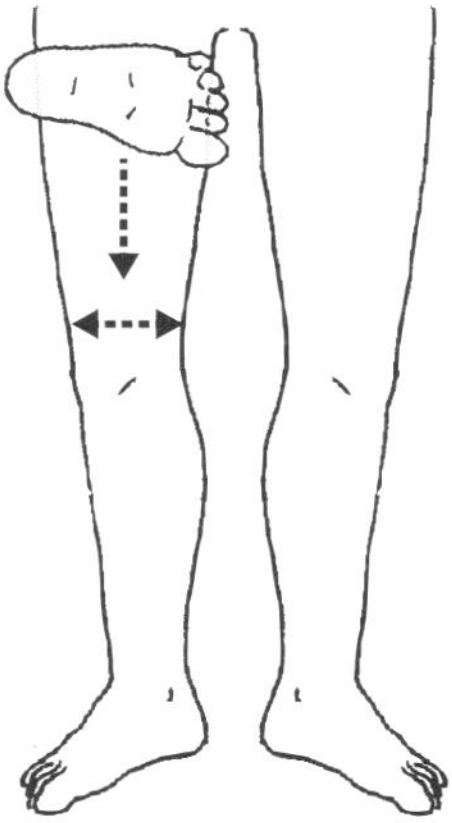

ほぐす側

1. 相手の伸ばした左足の横に立つ。体は相手のほうに向ける。
2. 右足の足心部分（土踏まず）を足の付け根に合わせてまっすぐ踏む。

3 太もものやや内側をおもに踏んでいく。
4 足は矢印の方向へ流れるようにスライドさせ、逆方向へは動かさない。
5 一通り終わったら、反対の足も同じように踏んでいく。5～10分が目安。

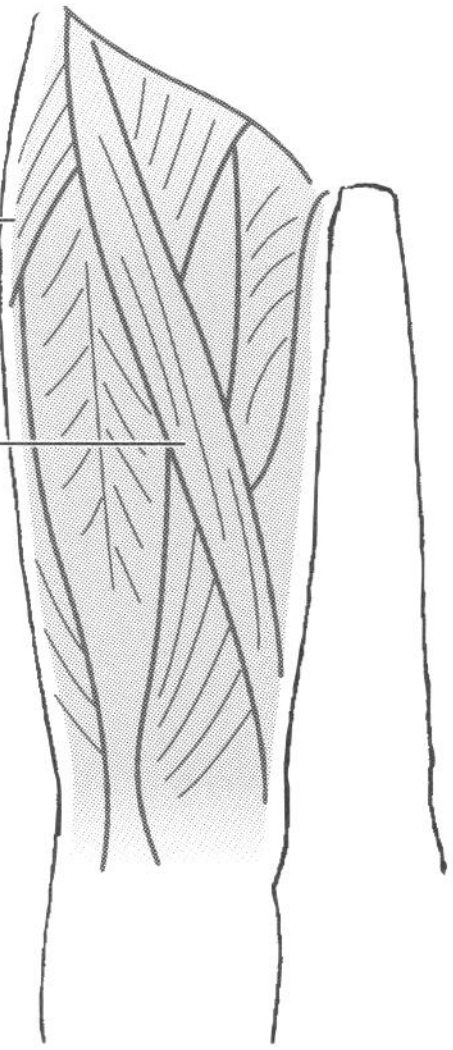

！ポイント

相手の足を踏むときは、ほぐす人も同じ足を使うのが基本的なルールですが、陰の部分を施術する場合は、逆の足を使うこともあります。これはその例外のひとつです。太ももの内側は陰の部分ですから、強く踏まないようにします。

僧帽筋根 基本効果…肩こり、首の痛みなどがやわらぐ

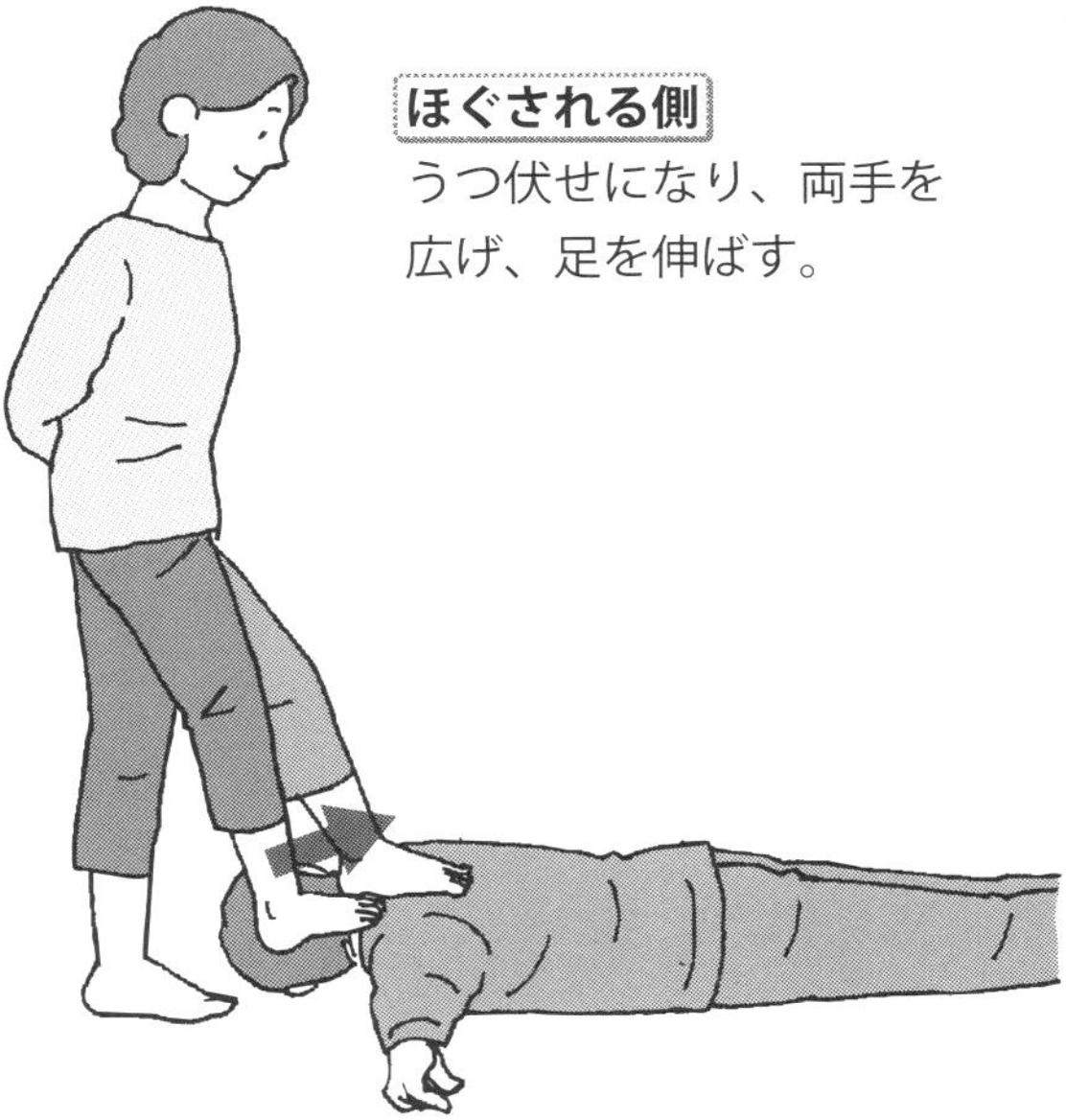

ほぐされる側

うつ伏せになり、両手を広げ、足を伸ばす。

ほぐす側

1 相手の頭の上に立つ。体は相手のほうに向ける。

2 右足の足心部分（土踏まず）で相手の左肩を押す。

3 僧帽筋の上部では、肩をゆすったり、「の」の字を書いたりする要領でほぐす。

4 僧帽筋は上部、中部、下部へと順に押していく。
5 足心部分が肩甲骨に達するまでスライドさせる。
6 一通り終わったら左足で相手の右肩を同じように踏んでいく。
5～10分が目安。

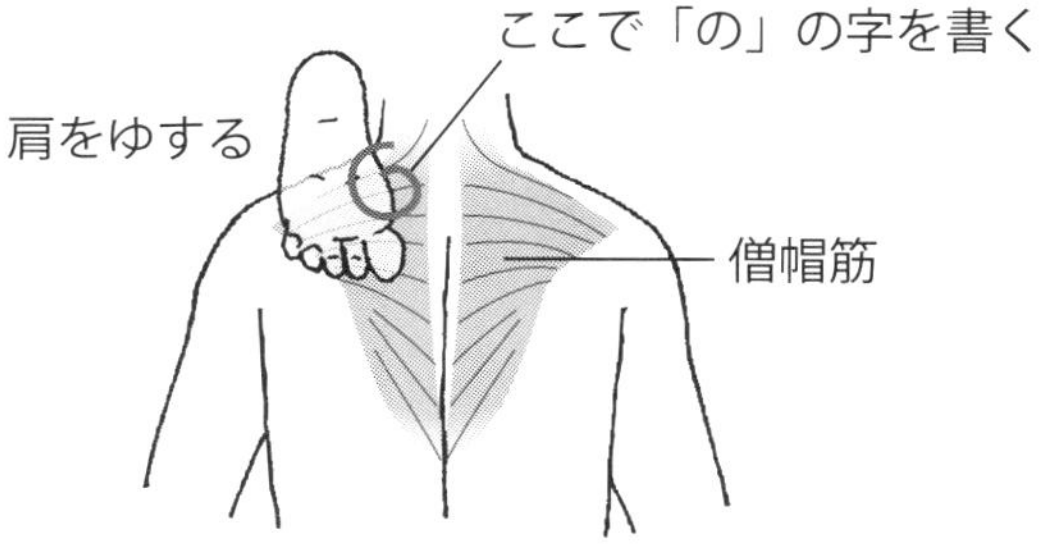

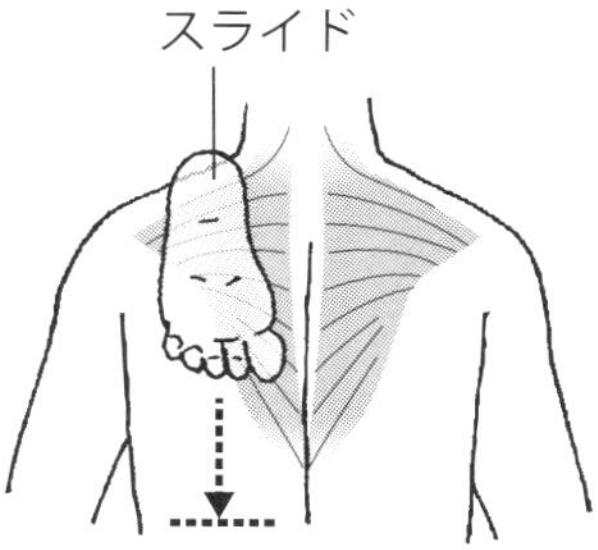

ポイント
体重をかけるような強い力で押してはいけません。

基本効果…脾臓、膵臓、胃の働き活性化

ほぐされる側

右を下にして横になる。左膝を直角になるよう曲げて床につける。その際、膝の下に座布団などを置いておくとよい。

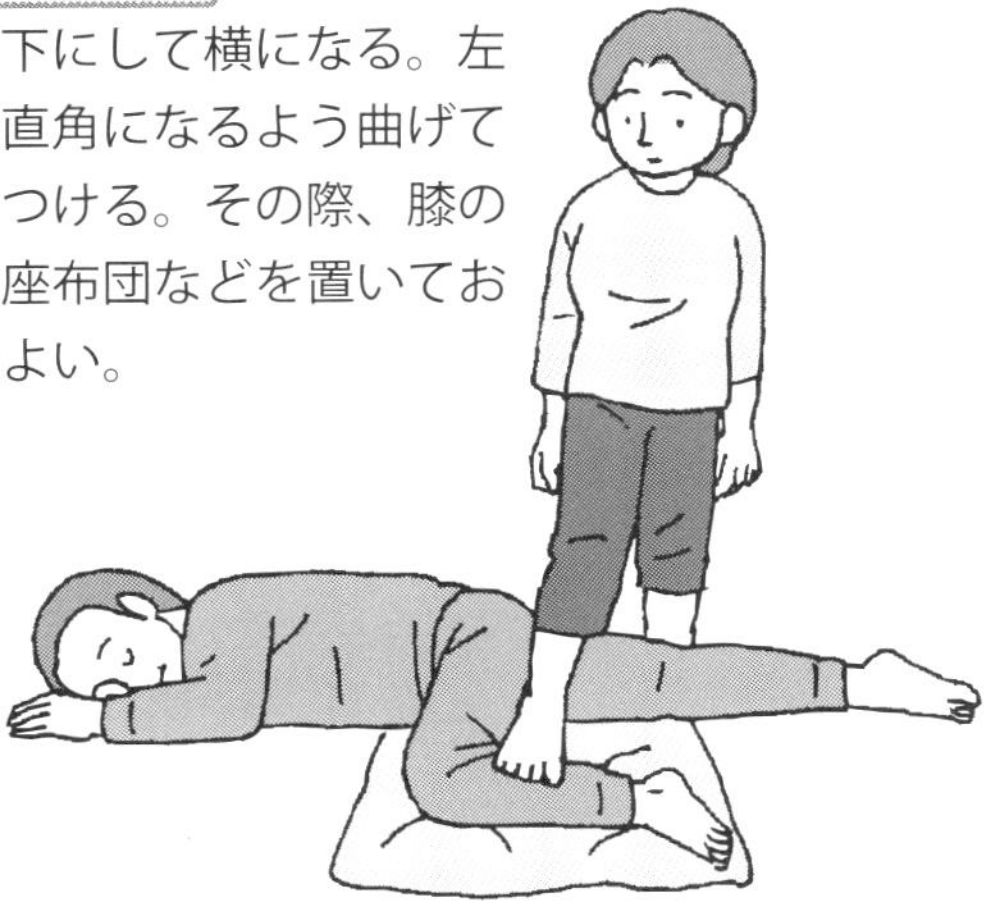

ほぐす側

1 相手の伸ばしている足の横に立つ。体は相手のほうに向ける。

2 右足の足心部分（土踏まず）で相手の左膝下から踏んでいく。

3 筋肉ではなく向こうずね（頚骨前面）を踏み、腓腹筋に刺激を与える。

4 膝下からくるぶしの上まで小刻みに踏んで、足はずらすようにスライドさせる。

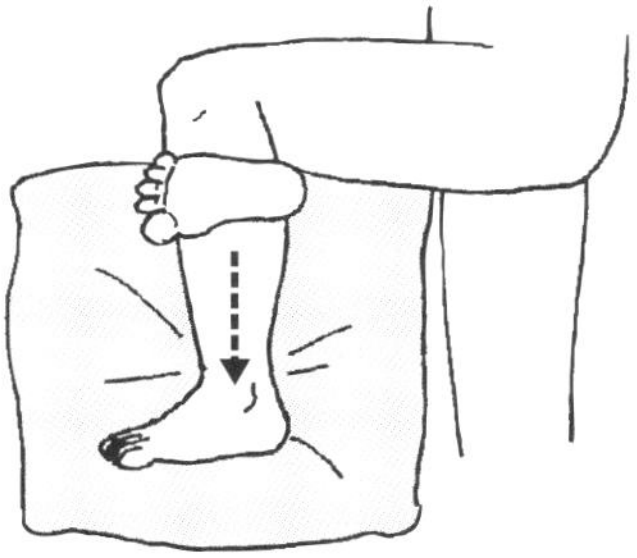

5 矢印の方向へ流れるように動かし、逆方向へは動かさない。

6 一通り終わったら相手に反対向きに寝てもらい、右膝下も同じように踏んでいく。

5～10分が目安。

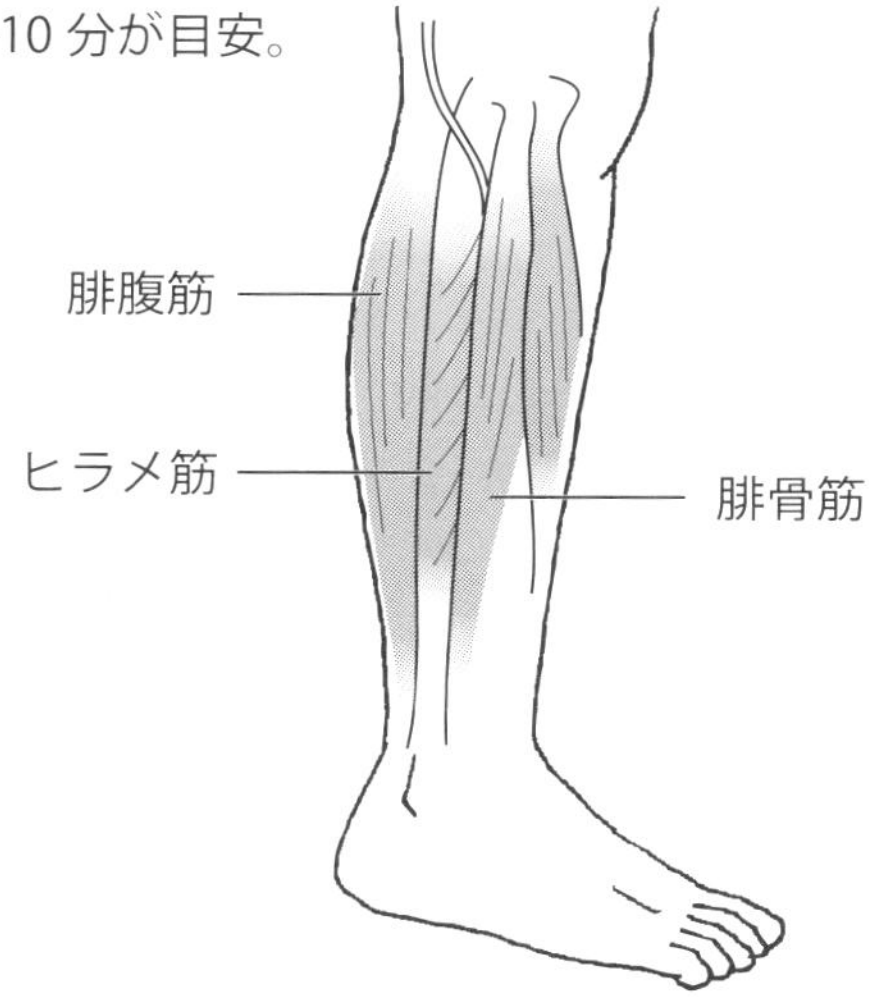

ポイント

腓腹筋と膵臓（漢方では脾臓）の大きさはほぼ一致しており、とても強い関係にあります。膵臓が傷害されていたり、糖尿病を患っていたりする場合、腓腹筋を踏むと痛みを感じます。

ふくらはぎ健康法と同じようにヒラメ筋を踏むこともできます。

硬膜調整
基本効果…硬膜、くも膜、軟膜を安定させ、リラックス効果

ほぐされる側

正座、あるいはあぐらをかいて座る

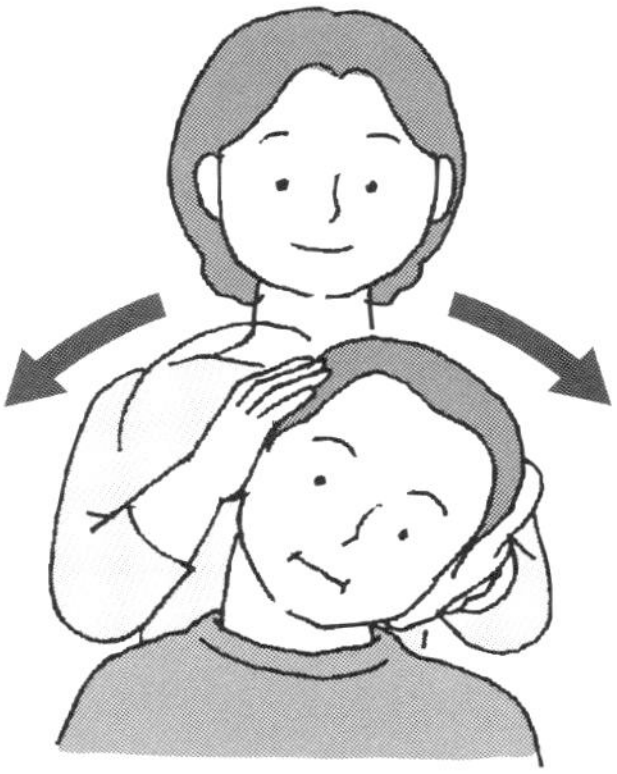

ほぐす側

1 相手の後ろで両膝立ちになる。

2 相手に頭を左右前後に倒してもらう。

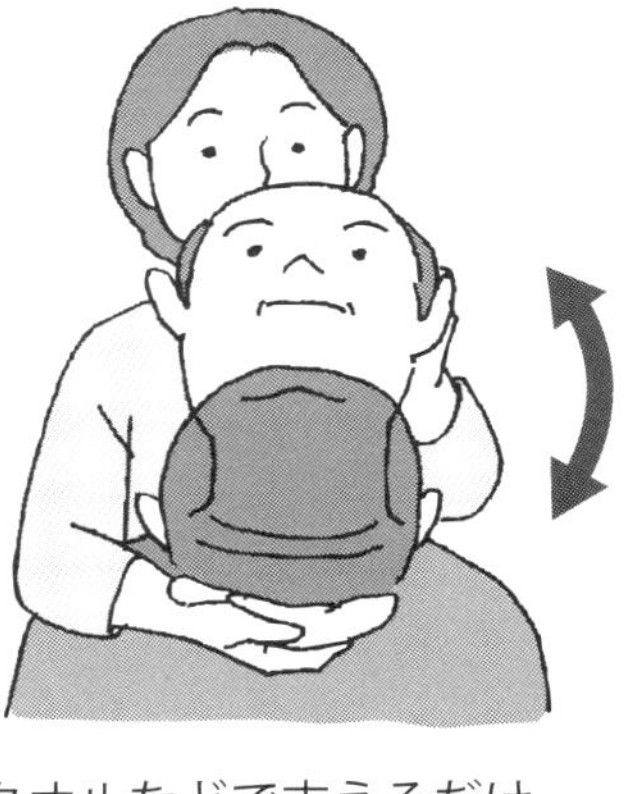

ほぐす側はタオルなどで支えるだけ。
いったん支えたら少し強く倒してもらい、それを力を入れて支え返す。それぞれ３回ずつ行なう。

3 その後、左右それぞれに首を3回まわしてもらう。
4 最後に肩を上げて、ストンと落としてもらう。

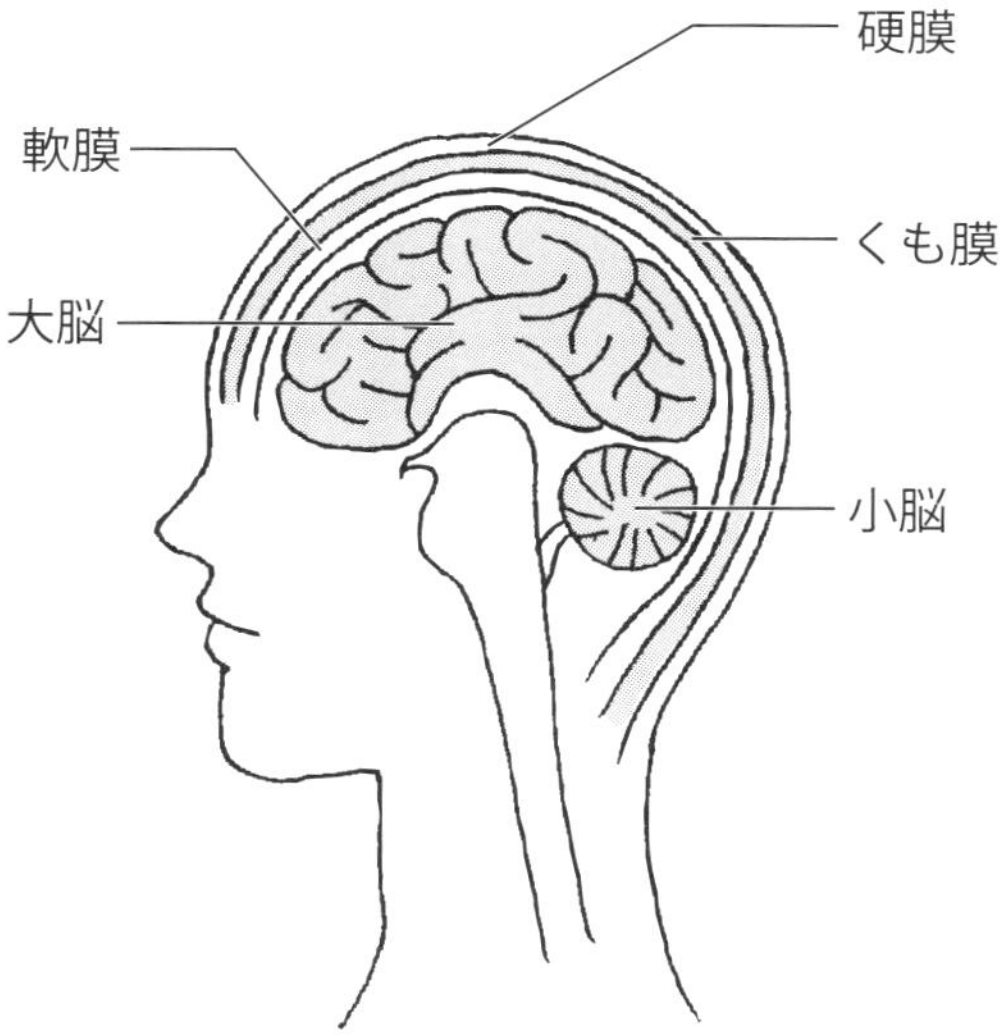

! ポイント

脳を守っている硬膜が弛緩すると、ふらつきや不眠、頭痛などの原因になります。
これらの方法によって硬膜を収斂させます。
また、眼がはっきりとなり、視力も回復します。

ほぐされる側

楽な姿勢で仰向けになる

ほぐす側

1 相手の左膝が立つように少しずつ曲げていく。

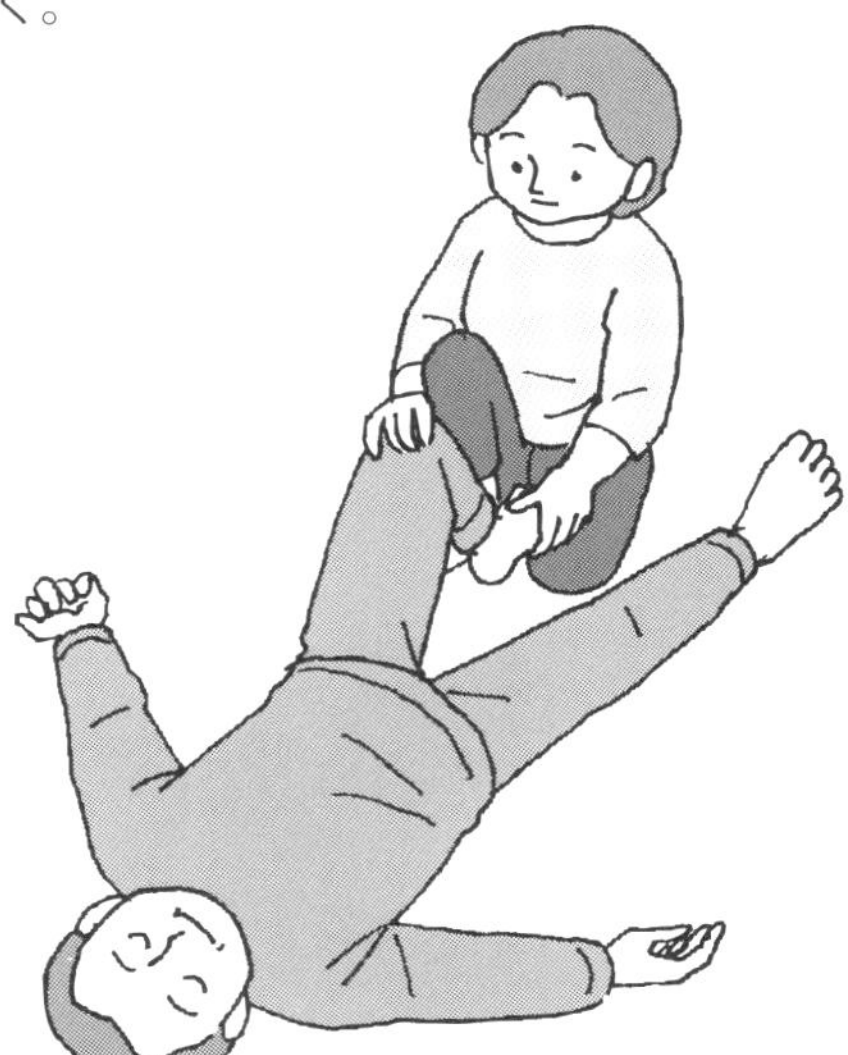

踵が床から10センチほど離れるまで曲げる。右膝も同じように曲げていく。

【1の補足】

膝を立て、90° ほど
曲げて、踵を床から
離す

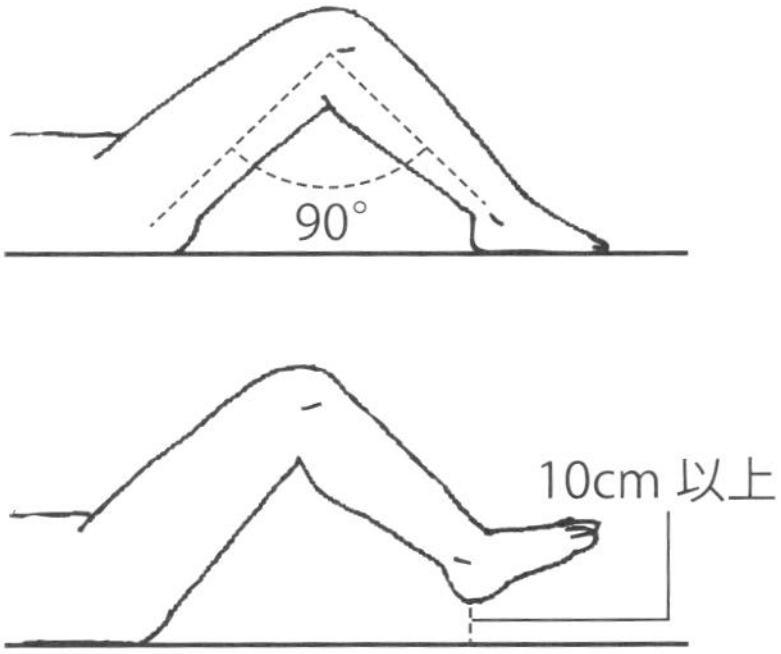

2 相手の左膝を立たせ、
大腿骨の重みを利用
して膝を内側に倒す。

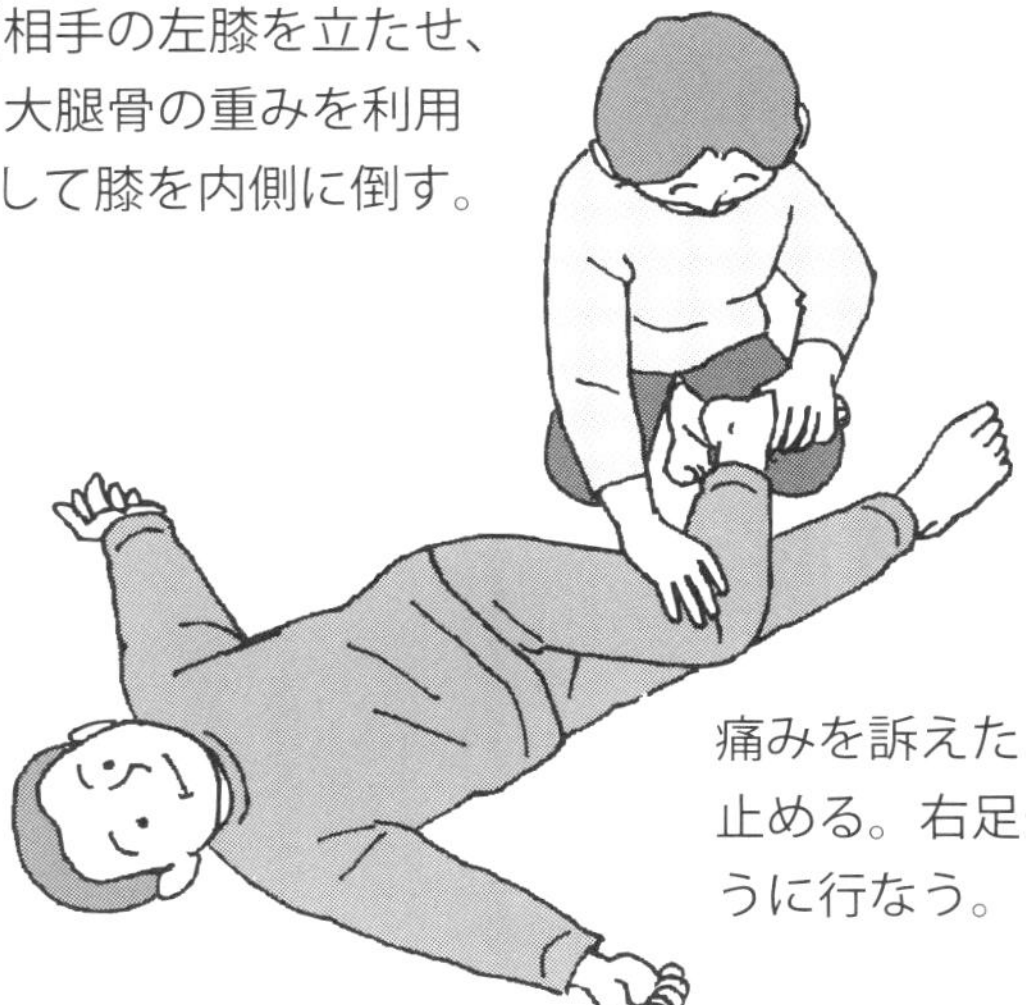

痛みを訴えたところで
止める。右足も同じよ
うに行なう。

【次ページへ続く】

3 足を伸ばして膝の上の
太ももをさする。
左右両方とも。

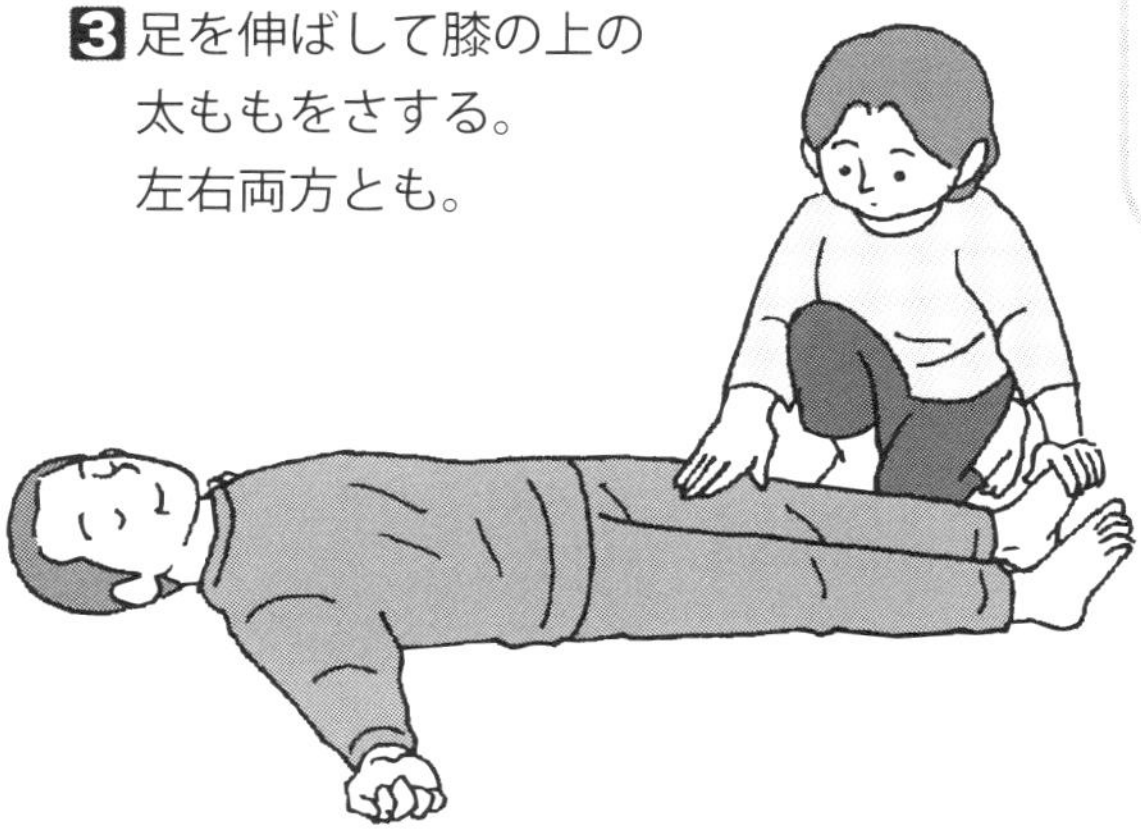

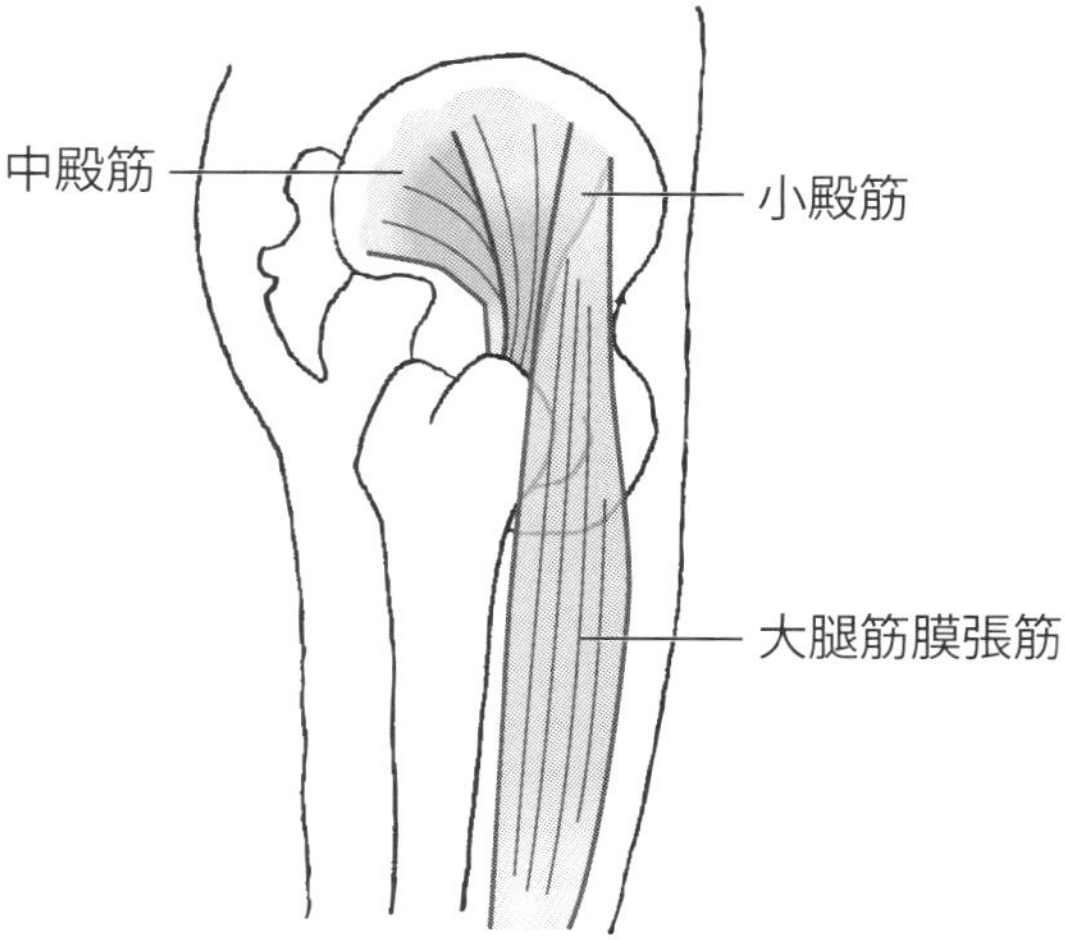

4 足を約１００度開く。
ゆっくり開けるところまででいい。

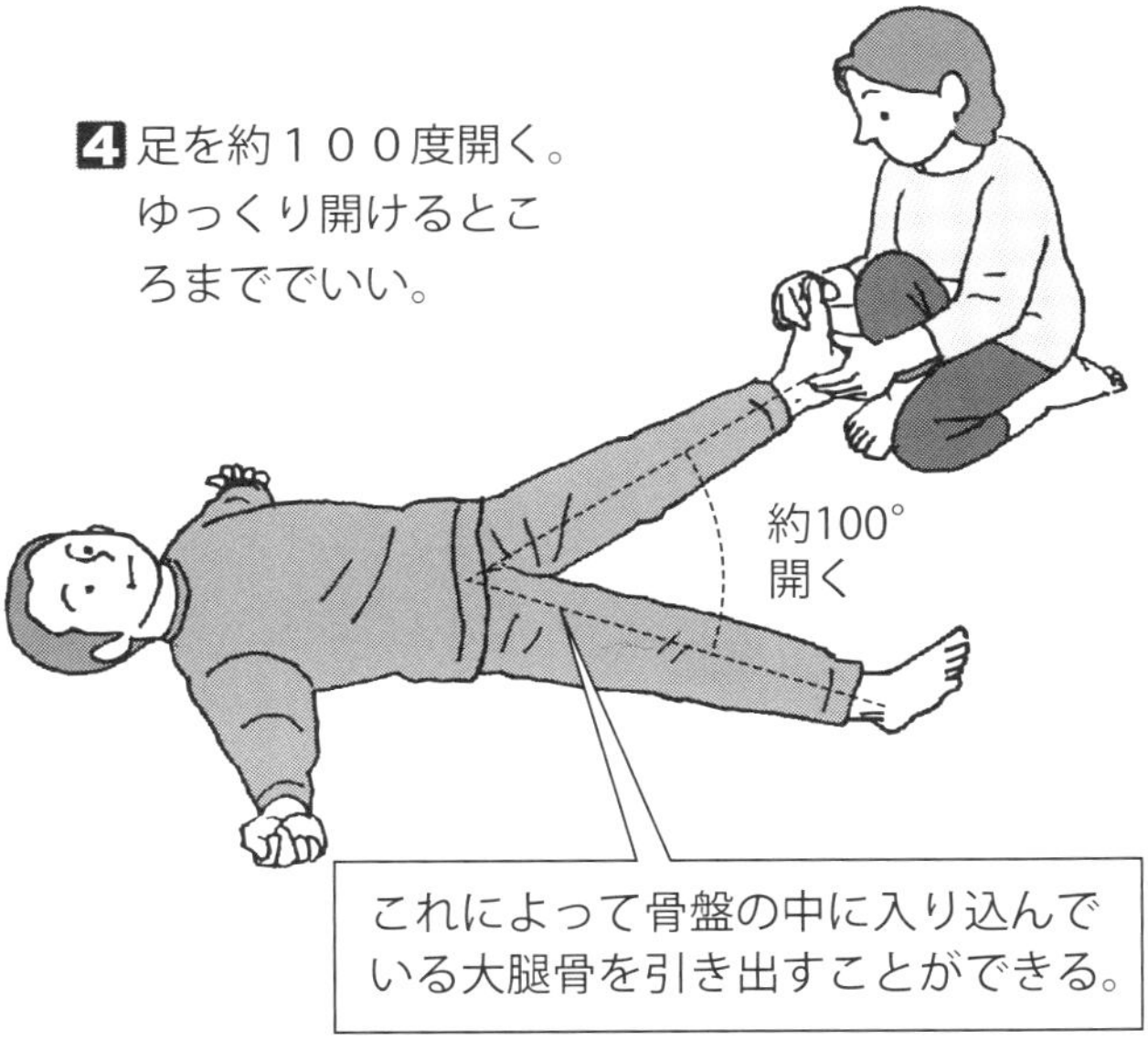
約100°
開く
これによって骨盤の中に入り込んでいる大腿骨を引き出すことができる。

一連の動作を左右の足３回ずつ行なう。
痛みを訴えたところで止める。右足も同じように行なう。

！ポイント

ほぐす側の判断で行なわず、必ず相手の同意を得てから行なうようにしてください。

♧全国に足心健康法が広がる

足心健康法の技術を普及するために私は日本足心療術アカデミーを設立し、そこで直接指導してきました。

アカデミーには初級コース、中級コース、上級コースがあります。本書では、そのなかから家庭でもすぐできるほぐし方を選んで紹介しました。これだけの方法をマスターできれば、健康管理に十分役立てていただけます。

もっと本格的に学んでみたいという方にはアカデミーの受講をお勧めします。とくにアカデミーの上級コースは、まさしく治療院を開業する人のために設けられています。

私もそうでしたが、自宅の一室からでも開業は可能です。開業の際、機器などを揃えなくても、身ひとつで始められますし、多額の資金も必要としません。これが足心健康法の大きな利点だともいえます。簡単に始められることから主婦が副業として取り組むこともできます。

何もないところから始めた足心健康法ですが、おかげさまで、これまで多くの方たちが受講し、今では５０００人もの弟子が誕生しました。現在、彼らは全国各地で活動しています。

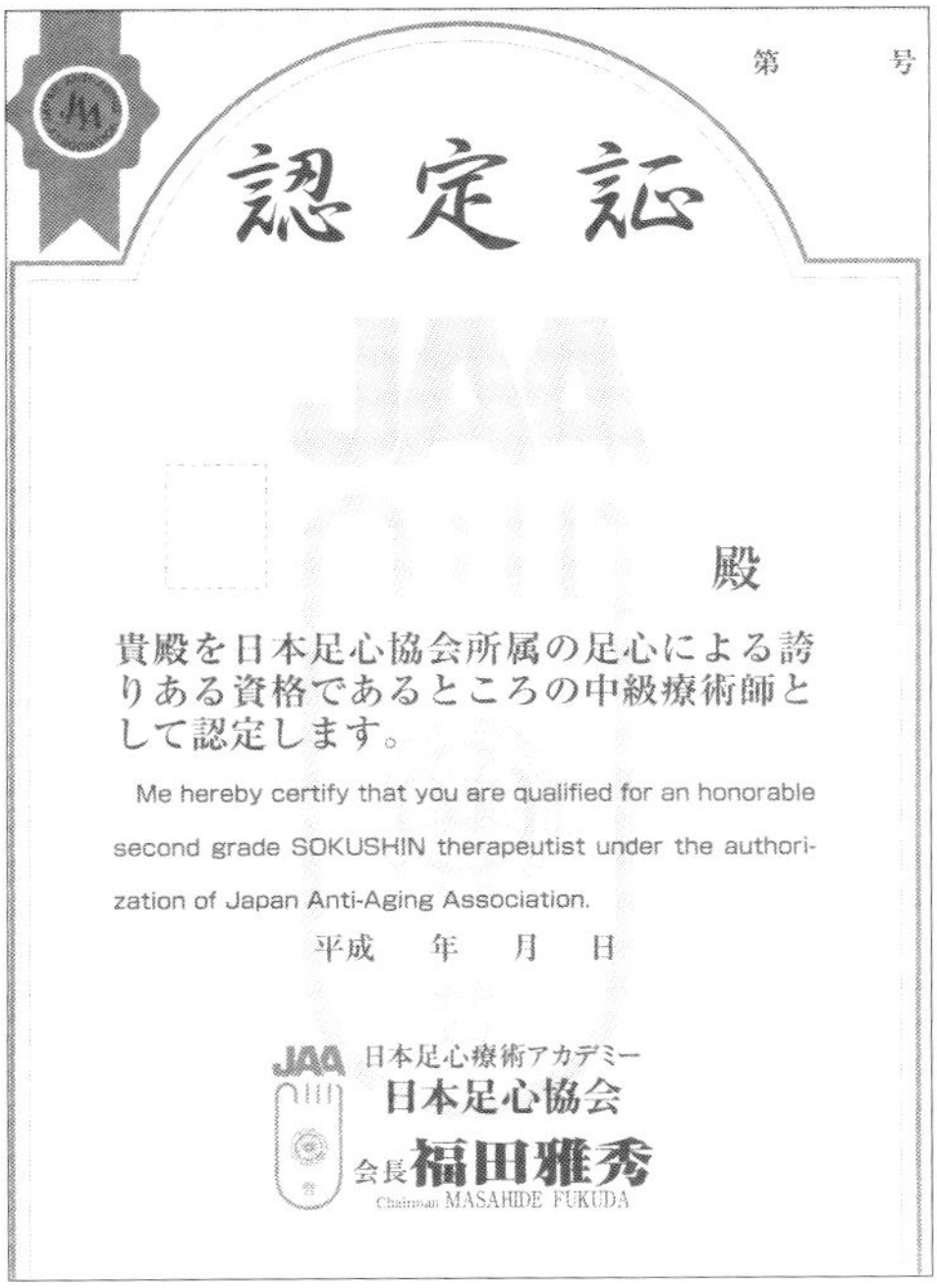
第　　号

認定証

殿

貴殿を日本足心協会所属の足心による誇りある資格であるところの中級療術師として認定します。

Me hereby certify that you are qualified for an honorable second grade SOKUSHIN therapeutist under the authorization of Japan Anti-Aging Association.

平成　年　月　日

日本足心療術アカデミー
日本足心協会
会長 福田雅秀
Chairman MASAHIDE FUKUDA

日本足心協会で発行している認定証

目指すはインドのように日常でお互いのために足心健康法をしてあげる姿が全国に広まることです。

お釈迦様が教えてくださった健康法をアカデミーでぜひ学んでいただきたいと思います。

おわりに

足心健康法を開発してからおよそ40年が経ちました。はじめは千葉県の船橋市で治療を始めました。自宅の一室を開放するというスタイルで、およそ治療院とはいえないほどの規模での開業でした。チラシを配るわけでもなく、何の宣伝もしていません。治療にやってくるのは近所の人ばかりです。

患者さんによくなってほしい——それだけを考え、一人ひとりの患者さんに対して丁寧に施術していました。他の治療法では得られなかった効果が現われ、症状が改善すると、評判は人から人へとクチコミで伝わり、徐々に患者さんは増えていきました。

それとともに協力者も現われました。医学・理学博士の山崎敬子氏はそのおひとりでした。遠赤外線が体にもたらす効果を日本で初めて提唱した方です。山崎氏は財団法人アスカ健康科学財団の理事長でもあり、私の足心健康法に強い関心を示していただき、同財団の理事として私を迎えてくださいました。

その他、飯田正己氏（株式会社ロゼッタホールディングス代表取締役ＣＥＯ）、渥美和彦氏（東京大学医学部名誉教授）、貴島宗蔵氏（貴島くりにっく院長）、田中正雄氏（日本足心協会鹿児島県会長）、川原茂氏（株式会社水是社長）、藤本敏夫氏（鴨川自然王国国王）、石谷洋一郎氏（春華倶楽部悠久の会理事長）、蛯沢フミ氏（宗教法人奥富士出雲神社本庁）、船井幸雄氏（船井総合研究所会長）、草刈玄氏（新潟大学歯学部名誉教授）、中嶋賢三氏（全国寝具月の友の会会長）、亀岡一郎氏（日本流通産業新聞社会長）、橋本幸雄氏（元ナチュラルグループ総師）など、多くの方のお力をお借りしてきました。

このような理解者や協力者がおいでにならなければ、そしてこの治療法を信頼してくださった多くの患者さんがおられなければ今日の足心健康法はありません。この場をお借りして改めてお礼を申し上げたいと思います。

平成27年1月

福田　雅秀

太もも・ふくらはぎを足で踏むと不思議なほど元気になる

2015年2月18日　第1刷発行

著　者———福田　雅秀

発行人———杉山　隆

発行所———コスモ21
〒171-0021　東京都豊島区西池袋2-39-6-8F
☎03(3988)3911
FAX03(3988)7062
URL http://www.cos21.com/

印刷・製本——中央精版印刷株式会社

定価はカバーに表示してあります。

ISBN978-4-87795-306-5 C0030